KB143969

그림으로 이해하는 인체 이야기

운동기·정형외과의 기본

국제의료복지대학 의학부 정형외과 주임교수 이시이 켄
박종범 감역 / 권수경 옮김

(주)도서출판 성안당

들어가며

　이미 초고령 사회에 들어선 일본에서는 정형외과에서 치료를 받는 운동기 질환이 꾸준히 증가하고 있다. 이에 따라 운동기 질환의 진단 방법과 그에 대한 치료가 더 중요해졌다. 독자들 중에서도 지금까지 어깨골절이나 결림, 요통, 스포츠 손상 때문에 치료를 받은 경우가 많은 것처럼 운동기·정형외과 질환은 우리의 일상생활에서 매우 흔한 질환이다.

　정형외과에서는 염좌, 골절, 탈구, 인대 손상과 같은 외상부터 퇴행성 질환, 염증성 질환, 대사성 질환, 선천적 질환, 스포츠 손상까지 많은 질환을 치료하는데, 그중에서도 외과계 질환과 증상이 비슷한 질환이 많기 때문에 질환을 정확히 감별한 후 진단하는 능력이 필요하다. 또한 정확한 진단을 위해서는 운동기에 대한 기초 지식을 많이 습득해야 한다.

　이 책은 운동기 질환의 이해를 돕기 위해 운동기 질환의 토대가 되는 해부학과 임상 현장에서 접할 기회가 비교적으로 많은 질환을 간결하게 정리하였다.

　이 책의 특징으로는 ① 컬러 일러스트를 삽입하여 이해하기 쉽도록 만든 점, ② 각 페이지의 첫 문장에 핵심 포인트가 되는 내용을 항목별로 정리하여 표시했다는 점, ③ 본문 안에서 중요한 용어들은 붉은 글씨로 표시했다는 점, ④ 시험에 나오는 어구, 메모, 키워드 등으로 분류하여 주요 용어를 상세히 설명했다는 점, ⑤ 책에서 설명하는 질환의 보충 설명들과 정보는 칼럼으로 따로 게재하였다는 점을 들 수 있다.

　이 책은 일반 환자, 간호대 및 의대 학생, 물리치료사, 간호사, 수련의(인턴 및 레지던트)와 같은 의료 종사자들의 입문서로, 정형외과의 지식들을 짧은 시간 동안 빠르고 쉽게 배울 수 있도록 정리해 놓았다. 정형외과 관련 지식을 더 깊이 있게 배우고 싶은 독자들은 이 책을 읽은 후 전문서를 참고하기 바란다. 마지막으로 이 책은 휴대하기 편한 사이즈로 제작하였으므로 임상 현장에서 널리 활용되길 희망한다.

2022년 7월

국제의료복지대학 의학부 정형외과

주임교수 이시이 켄

도입 해부학의 기초

1장 뼈 · 관절 · 근육 · 신경의 구조

2장 정형외과 질환과 치료법

3장 운동기 질환(상지)

4장 운동기 질환(하지)

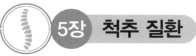

5장 척추 질환

6장 기타 질환

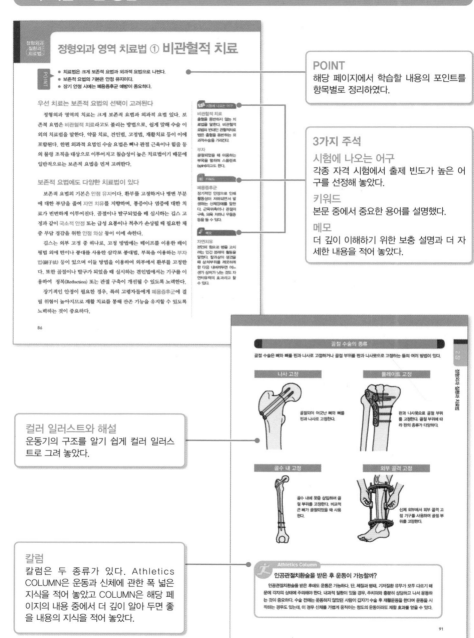

정형외과 질환과 치료법

정형외과 영역 치료법 ① 비관혈적 치료

POINT
● 치료법은 크게 보존적 요법과 외과적 요법으로 나뉜다.
● 보존적 요법의 기본은 안정 유지이다.
● 장기 안정 사체는 폐용증후군 예방이 중요하다.

우선 치료는 보존적 요법의 선택이 고려된다

정형외과 영역의 치료는 크게 보존적 요법과 외과적 요법 있다. 보존적 요법은 비관혈적 치료라고도 불리는 방법으로, 쉽게 말해 수술 이외의 치료법을 말한다. 약물 치료, 견인법, 고정법, 재활치료 등이 이에 포함된다. 한편 외과적 요법인 수술 요법은 뼈나 관절 근육이나 힘줄 등의 물리 조직을 대상으로 이루어지고 침습성이 높은 치료법이기 때문에 일반적으로는 보존적 요법을 먼저 고려한다.

보존적 요법에도 다양한 치료법이 있다

보존적 요법의 기본은 안정 유지이다. 환부를 고정하거나 병변 부분에 대한 부담을 줄여 자연 치유를 지향하며, 통증이나 염증에 대한 치료가 빈번하게 이루어진다. 골절이나 탈구되었을 때 실시하는 깁스 고정과 같이 국소적 안정 또는 급성 요통이나 척추가 손상될 때 필요한 체중 부담 경감을 위한 안정 와상 등이 이에 속한다.

깁스는 외부 고정 중 하나로, 고정 방법에는 테이프를 이용한 테이핑법 외에 붕대나 붕대를 사용한 삼각포 붕대법, 부목을 이용하는 부자법(附子法) 등이 있으며 이들 방법을 이용하여 외부에서 환부를 고정한다. 또한 골절이나 탈구가 되었을 때 실시하는 견인법에서는 기구를 이용하여 정복(Reduction) 또는 관절 구축이 개선될 수 있도록 노력한다.

장기적인 안정이 필요할 경우, 특히 고령자들에게 폐용증후군에 걸릴 위험이 높아지므로 재활 치료를 통해 잔존 기능을 유지할 수 있도록 노력하는 것이 중요하다.

86

시험에 나오는 어구

비관혈적 치료
혈액을 흘러나오지 않는 치료법을 말한다. 비관혈적 요법의 반대인 관절면이나 뼈 등 종합을 동반하는 외과적수술을 가리킨다.

키워드

부자
골절되었을 때 이용하는 부목을 말하며 스플린트(splint)라고도 한다.

메모

폐용증후군
장기적인 안정으로 인해 활동성이 저하되면서 발생하는 신체장해를 말한다. 근육위축이나 관절의 구축, 의욕 저하나 우울증 등을 들 수 있다.

자연치유
본인에게 힘으로 병을 고치려는 인간 본래의 활동을 말한다. 칼가슴이나 상처부위를 깨끗하게 한 다음 내버려두면 아~생가 상처가 낫는 것도 자연치유력 효과라고 할 수 있다.

POINT
해당 페이지에서 학습할 내용의 포인트를 항목별로 정리하였다.

3가지 주석
시험에 나오는 어구
각종 자격 시험에서 출제 빈도가 높은 어구를 선정해 놓았다.

키워드
본문 중에서 중요한 용어를 설명했다.

메모
더 깊이 이해하기 위한 보충 설명과 더 자세한 내용을 적어 놓았다.

골절 수술의 종류

골절 수술은 뼈와 뼈를 핀과 나사로 고정하거나 골절 부위를 핀과 나사못으로 고정하는 등의 여러 방법이 있다.

나사 고정
골절되어 어긋난 뼈와 뼈를 핀과 나사로 고정한다.

플레이트 고정
핀과 나사못으로 골절 부위를 고정한다. 골절 부위에 따라 판의 종류가 다양하다.

골수 내 고정
골수 내에 못을 삽입하여 골절 부위를 고정한다. 비교적 큰 뼈가 골절되었을 때 사용한다.

외부 골격 고정
신체 외부에서 외부 골격 고정 기구를 사용하여 골절 부위를 고정한다.

91

정형외과 질환과 치료법

컬러 일러스트와 해설
운동기의 구조를 알기 쉽게 컬러 일러스트로 그려 놓았다.

칼럼
칼럼은 두 종류가 있다. Athletics COLUMN은 운동과 신체에 관한 폭 넓은 지식을 적어 놓았고 COLUMN은 해당 페이지의 내용 중에서 더 깊이 알아 두면 좋을 내용의 지식을 적어 놓았다.

Athletics Column

인공관절치환술을 받은 후 운동이 가능할까?

인공관절치환술을 받은 후에도 운동은 가능하다. 단, 체질과 병세, 기저질환 유무가 모두 다르기 때문에 각자의 상태에 주의해야 한다. 내과적 질환이 있을 경우, 주치의와 충분히 상담하고 나서 운동하는 것이 중요하다. 수술 전에는 운동하지 않았던 사람이 갑자기 수술 후 재활운동을 한다며 운동을 시작하는 경우도 있는데, 이 경우 신체를 가볍게 움직이는 정도의 운동이라도 재활 효과를 얻을 수 있다.

해부학의 기초

운동기란 무엇인가?

POINT
- 운동기는 사람이 신체를 움직이는 데 필요한 모든 조직과 기관(器官)을 말한다.
- 운동기는 나이를 먹으면서 노화한다.
- 초고령사회에서는 평균건강수명을 늘리는 일이 과제로 떠오르고 있다.

운동기는 신체 활동을 하기 위한 근본이다

운동기(運動器)란 사람이 신체 활동을 하기 위해 사용하는 신체의 모든 조직과 기관을 말하며 뼈와 관절, 근육(골격근)과 신경이 여기에 속한다.

신체는 여러 조직이나 기관이 서로 연계하여 움직이기 때문에 어느 한 곳이라도 손상될 경우, 제대로 기능하기 어렵다. 여기서 더 나아가 운동기에 손상이 생긴 상태를 운동기 질환이라고 한다.

운동기는 나이를 먹으면서 점점 노화한다. 허리나 다리 같은 하반신이 약해지고 무릎이나 엉덩관절 또는 허리에 통증을 느끼는 것 외에도 뼈에 구멍이 숭숭 난다고 표현하는 골다공증(p.164 참조)이나 골다공증이 심해지면서 골절되는 운동기 질환이 이에 속한다. 하지만 이러한 질병은 노화로 인해 신체가 쇠약해지면서 생기는 질병이 아니다.

UN과 WHO에서 제정한 〈골관절의 10년〉

UN과 WHO(세계보건기구)는 2000~2010년까지 10년을 〈골관절의 10년(The Bone & Joint Decade)〉으로 정하고 세계 각국에 운동기의 역학과 예방, 치료 연구 추진 및 계발 활동을 전개하였다. 그 배경에는 세계적으로도 고령화가 진행되고 있는 가운데 운동기 질환이 증가하면 노동력이 줄어들어 경제적으로 손실을 가져오고 운동기가 손상되면서 인간으로서의 존엄성 상실을 피하려는 데 목적이 있다.

운동기의 기능이 저해되면 생활의 질(QOL)이 크게 떨어질 수도 있다. 초고령사회를 맞이한 일본에서도 건강하고 오래 장수하기 위해 이 〈골관절의 10년〉을 큰 과제로 삼고 있다.

 시험에 나오는 어구

신체 활동
휴식을 취하는 시간 이외의 모든 활동을 말한다. 운동 및 스포츠 외에 일이나 가사활동과 같이 일상생활 전반의 모든 움직임이 포함된다.

골격근
주로 골격에 분포되어 있는 근육의 한 종류로, 골격근은 이완과 수축을 통해 신체를 움직인다. 일반적으로 근육이라고 부르는 근육은 골격근을 가리킨다.

🔑 키워드

골관절의 10년
UN과 WHO(세계보건기구)의 주도하에 진행된 프로젝트로 참가한 국가가 96국국에 이른다. 이 프로젝트를 제창한 사람은 룬드 대학(스웨덴)의 요한 린드그렌(Johan Lindgren)이다.

✏️ 메모

초고령사회
65세 이상의 인구 비율이 총 인구의 21%를 넘은 사회를 지칭하는 말로 65세 이상의 비율이 7% 이상이면 고령화사회, 14% 이상이면 고령사회라고 부른다.

운동기의 역할

신체는 각 조직들과 기관이 연계하여 움직이고 있다. 이 중 어느 한 곳이라도 손상되면 신체 활동에 지장을 준다.

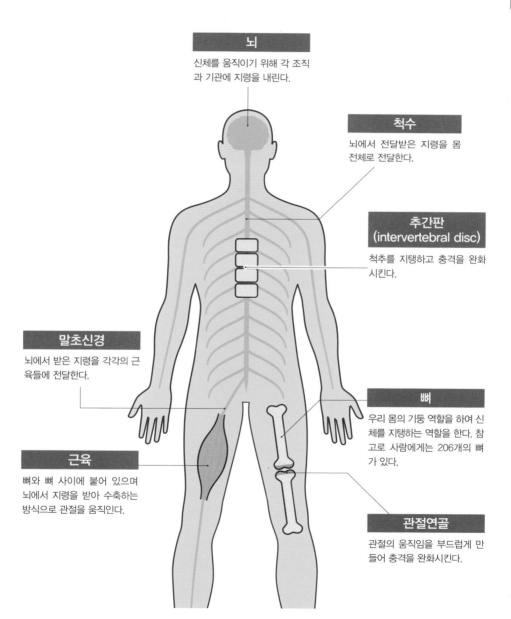

뇌
신체를 움직이기 위해 각 조직과 기관에 지령을 내린다.

척수
뇌에서 전달받은 지령을 몸 전체로 전달한다.

추간판 (intervertebral disc)
척추를 지탱하고 충격을 완화시킨다.

말초신경
뇌에서 받은 지령을 각각의 근육들에 전달한다.

뼈
우리 몸의 기둥 역할을 하여 신체를 지탱하는 역할을 한다. 참고로 사람에게는 206개의 뼈가 있다.

근육
뼈와 뼈 사이에 붙어 있으며 뇌에서 지령을 받아 수축하는 방식으로 관절을 움직인다.

관절연골
관절의 움직임을 부드럽게 만들어 충격을 완화시킨다.

전신 근육

POINT
- 골격근은 몸 전체에 400개 이상 분포되어 있다.
- 형태에 따라 여러 종류로 분류할 수 있다.
- T 골격근은 근원섬유와 근섬유, 근육다발 등으로 구성되어 있다.

전신에 분포되어 있는 근육

근육(골격근)은 신체를 움직이기 위한 근육 조직을 말한다. 기본적으로 양쪽 끝은 가늘고 중앙이 부풀어 있는 형태이며 대부분의 골격근은 방추근육으로 분류된다. 부풀어 있는 중앙 부분을 근복, 가늘어지는 양쪽 끝 부분 중 말초 부분을 근미(筋尾)라고 한다. 또한 그 반대편은 갈래(근두)라고 한다. 참고로 가늘어진 근육 끝에는 힘줄이 연결되어 있다.

골격근은 겹겹이 쌓여 있는 형태에서 몸을 움직인다. 표층부에는 어깨를 뒤덮듯이 분포되어 있는 삼각근과 흉부에 있는 대흉근, 목부터 위쪽 등부분까지 퍼져 있는 승모근, 등에서 허리까지 분포되어 있는 광배근, 엉덩이쪽에 있는 대둔근이라는 큰 근육들이 분포되어 있다. 한편 심층부에는 큰세모근 안쪽에 자리 잡으며 견갑골에 닿아 있는 크고 작은 마름근, 복근 중에서 가장 깊숙한 곳에 자리한 복횡근, 척추 가장 깊숙한 부분에 붙어 있는 뭇갈래근과 같이 작은 근육들이 분포되어 있다.

근육의 구조

우리 인체에는 400개 이상의 근육이 있고 이 근육들은 각각 근내막, 근주막, 근외막이라는 3가지 근막으로 나뉘어 근육을 감싸고 있다. 골격근을 감싸는 막은 근외막이라고 부르는 가장 튼튼한 근막으로 구성되어 있다.

근육 조직
골격근을 형성하는 조직을 말한다.

방추근육(fusiform muscle)
골격근을 형성하는 근육 중 대부분은 방추근육 모양이다.

키워드

근복
방추근육 중에서 중앙에 부풀어오른 부분을 말한다.

근두와 근미
근육의 양쪽 끝을 근육 쪽에서 보았을 때 신체 중심 가까운 쪽에 고정되어 있는 근육을 '근두', 그 반대편에 있으면서 잘 움직이는 근육을 '근미'라고 한다.

힘줄
섬유성 결합 조직으로 근육과 뼈를 결합시킨다.

골격근의 전체 구조

골격근은 여러 개의 근섬유 다발이 모여 형성된 것이다.

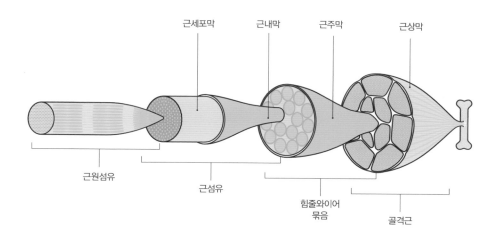

근세포막 · 근내막 · 근주막 · 근상막

근원섬유 · 근섬유 · 힘줄와이어 묶음 · 골격근

골격근의 모양에 따른 분류

골격근이라고 해도 형상이나 분포하고 있는 부위 등에 따라 각각의 종류나 기능이 다르다.

근육의 종류	방추근	다두근	우상근	다복근
근육의 모양				
근육의 예	많은 골격근	상완이두근 등	대퇴직근 등	복각근 등

근육의 종류와 역할

POINT
- 근육은 골격근과 평활근, 심근으로 나눌 수 있다.
- 골격근은 가로무늬근의 한 종류로, 신체 동작과 자세 유지를 담당하고 있다.
- 관절은 근육이 수축과 이완하면서 움직인다.

골격근, 평활근, 심근의 역할

근육은 인간의 신체를 움직이는 역할을 담당하고 있으며 체중의 약 40%를 차지한다. 분포된 부위에 따라 **골격근, 평활근, 심근** 3가지 종류로 분류할 수 있다.

골격 주위에 분포된 골격근은 신체를 움직이거나 자세를 유지하기 위해 움직인다. 또한 뼈에 붙어 있으면서 자신의 의지대로 움직일 수 있는 **수의근**으로, 현미경으로 관찰할 때 조직상에서 가로무늬가 보인다고 하여 **가로무늬근**(횡문근)으로 분류하기도 한다.

반면, 심근은 심장을 형성하고 있는 근육으로, 심장의 펌프 작용을 돕고 있다. 골격근과 마찬가지로 가로무늬근으로 분류할 수 있지만, 본인의 의사대로 움직일 수 없는 **불수의근**에 속한다. 평활근은 위, 장과 같은 소화관, 요관, 방광과 같은 요로, 자궁 등과 같은 내장을 구성한다. 심근과 마찬가지로 불수의근에 속한다.

근육간의 상호작용

골격근은 뇌의 중추신경에서 나온 지령이 **말초신경**을 통해 각 근육으로 전달되면서 수축을 일으킨다. 이때 **아세틸콜린**(acetylcholine)이라고 하는 화학 전달 물질이 지령을 전달한다.

골격근은 관절을 사이에 두고 뼈끼리 서로 연결될 수 있도록 붙어 있는데, 관절이 잘 움직이게 하려면 근육끼리 협력해야 한다. 이때 같은 방향으로 움직이도록 협력하는 근육을 **협력근**, 반대 방향으로 움직이는 근육을 **길항근**이라고 한다.

 시험에 나오는 어구

가로무늬근
가로무늬로 생긴 근육으로, 골격근과 심장 근육이 있다. 평활근에는 가로무늬가 없다.

평활근
내장과 혈관벽에 존재하는 근육으로, 수축작용을 하여 내장과 혈관이 활동할 수 있도록 도와준다.

🔑 키워드

아세틸콜린
교감신경과 부교감신경의 말단에서 방출되는 신경 전달 물질로, 1914년 영국의 약물학자이자 생물학자인 헨리 핼릿 데일(Henry Hallett Dale)이 발견했다.

협력근과 길항근
협력근은 근육이 운동을 할 때 같은 방향으로 협력하여 움직이는 근육, 길항근은 한쪽 근육이 쫙 펴졌을 때 반대편이 수축하듯 항상 서로 상반된 운동을 하는 근육을 말한다.

✏️ 메모

수의근과 불수의근
수의근은 본인의 의사대로 움직일 수 있는 근육, 불수의근은 본인의 의사대로 움직일 수 없는 근육을 말한다.

근육이 분포된 주요 부위와 근육의 종류

근육은 골격근, 평활근, 심근으로 분류할 수 있으며 각각 다른 역할을 담당한다.

근육의 종류	분포 부위	구조	수의근/불수의근
골격근	팔다리, 복근, 등근육 등	가로무늬근	수의근
평활근	소화관, 요로, 방광, 내장 및 혈관벽 등	평활근	불수의근
심근	심장	가로무늬근	불수의근

근육의 수축과 이완

관절을 움직이기 위해 근육들은 항상 서로 도와가며 활동한다.

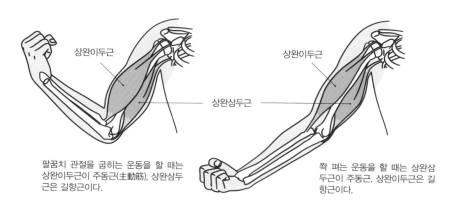

상완이두근
상완삼두근

상완이두근
상완삼두근

팔꿈치 관절을 굽히는 운동을 할 때는 상완이두근이 주동근(主動筋), 상완삼두근은 길항근이다.

쫙 펴는 운동을 할 때는 상완삼두근이 주동근, 상완이두근은 길항근이다.

전신의 골격과 관절

POINT

- 인간의 신체에는 약 200개의 뼈가 있다.
- 골격은 머리뼈, 척추, 흉곽, 골반, 팔, 다리로 분류할 수 있다.
- 관절낭은 섬유막과 윤활막으로 이루어져 있다.

골격은 운동기의 중심이다

　인간의 신체는 약 200개의 뼈로 이루어져 있다. 골격은 여러 개의 뼈와 연골을 결합시킨 것으로, 운동기의 핵심으로 신체를 지탱해 주거나 반대로 움직이는 역할을 한다. 또한 머리뼈, 척추, 흉곽, 골반, 팔, 다리 이렇게 약 6개 부분으로 나뉘어 있고 근육과 연골, 힘줄, 인대가 골격에 붙어 있다.

　뼈는 모양에 따라 장골(長管骨, long bone), 단골, 편평골(扁平骨), 종자골(sesamoid bone) 등으로 분류한다. 여기서 상완골이나 대퇴골과 같이 양팔과 다리를 구성하는 긴 막대 모양의 뼈를 장골이라고 한다. 단골은 손가락과 발가락을 구성하는 뼈로, 수근골이나 족골과 같이 여러 개의 뼈가 모여 만들어진다. 편평골은 얇고 넓은 모양의 뼈로, 두개골이나 견갑골에서 볼 수 있는 뼈이다. 종자골은 씨앗 모양의 작은 뼈를 말하는데, 종자골 주위에 근육과 힘줄이 붙어 있다.

관절의 종류와 구성

　뼈를 연결하는 관절은 두개골처럼 뼈와 뼈가 인대와 콜라겐 섬유로 서로를 고정시켜 움직이지 않는 부동관절 외에 윤활막(Synovium)과 윤활액(synovial fluid)의 도움으로 움직일 수 있는 가동관절이 있다. 가동관절은 우리가 일반적으로 말하는 관절을 뜻하며 종류가 다양하고 모양에 따라 움직이는 법도 다르다(p.18 참조).

　뼈와 뼈 사이에는 관절강(關節腔, articular cavity)이라는 공간과 윤활막과 섬유막으로 둘러싸인 관절낭으로 채워져 있다.

시험에 나오는 어구

머리뼈
머리를 형성하는 뼈를 총칭하는 말로, 뇌머리뼈와 얼굴머리뼈로 나뉜다. 뇌머리뼈는 6종류 8개의 뼈, 얼굴머리뼈는 9종류 15개의 뼈로 구성되어 있다.

부동관절
움직이지 않는 관절을 말하며 주로 머리뼈에 많이 분포되어 있다. 다른 말로 부동 결합이라고도 한다.

가동관절
움직일 수 있는 각도가 넓으며 움직일 수 있는 관절을 말한다. 다른 말로 가동 결합이라고도 한다.

윤활막
관절낭의 안쪽에 자리잡은 결합 조직의 막을 말하며 윤활액을 분비하여 관절이 부드럽게 움직일 수 있도록 도와준다.

윤활액
윤활막에서 분비되며 관절낭에 가득 차 있는 액체이다.

관절낭
관절강을 둘러싸고 있는 주머니를 말하며 섬유막과 윤활막으로 구성되어 있다.

모양으로 나뉘는 뼈의 분류

모양에 따라 뼈를 분류하면 다음과 같이 나눌 수 있다.

	장골	단골	편평골	종자골
뼈 모양				
형상	긴 막대기 모양의 뼈	불규칙한 모양의 짧은 뼈	얇은 널빤지 모양의 평평한 뼈	힘줄과 인대 사이에 있는 작고 둥근 뼈
뼈가 있는 부위	상완골, 대퇴골, 요골, 척골	수근골, 족골 등	머리뼈, 견갑골, 늑골 등	손, 무릎, 슬개골, 두상골 등

관절의 구조

관절강 속에서 분비되는 윤활액으로 인해 관절이 부드럽게 움직일 수 있다.

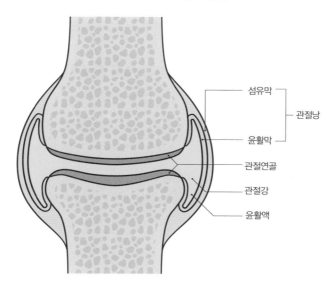

섬유막 ┐
      ├ 관절낭
윤활막 ┘
관절연골
관절강
윤활액

관절의 구조와 움직임

POINT

- 뼈와 뼈를 연결해 주는 부위를 관절이라고 한다.
- 관절은 관절강 속의 윤활액으로 인해 부드럽게 움직일 수 있다.
- 관절은 운동 축의 숫자와 형상에 따라 움직임이 달라진다.

관절의 부드러운 움직임은 윤활액 덕분이다

뼈와 뼈가 연결되어 있는 곳을 관절이라고 한다. 관절은 크게 움직임이 있는 가동관절과 움직임이 없는 부동관절로 나뉘는데, 일반적인 관절은 가동관절을 가리키는 경우가 대부분이다(p.16 참조).

가동관절의 관절면은 뼈가 볼록하게 튀어나온 관절머리와 뼈가 움푹하게 들어가 있는 관절오목이 있고 양쪽 접촉면 사이의 틈은 관절강이라고 부른다. 또 이 관절강은 관절낭으로 둘러싸여 있으며 뼈의 관절면은 관절연골로 둘러싸여 있다.

관절강에는 히알루론산이 포함된 윤활액으로 가득차 있으며 윤활액은 윤활막에서 분비되는 물질로 관절이 원활하게 움직일 수 있도록 윤활유 역할을 담당하고 있다. 그리고 인대는 관절낭의 바깥 부분에 붙어있으며 강인한 결합 조직 다발로, 섬유성이며 관절을 보강하고 있다.

관절은 중심이 되는 뼈의 숫자와 형상에 따라 분류한다

어깨관절과 무릎관절은 같은 관절이라도 움직이는 범위(가동 범위)와 방향이 다르다. 참고로 관절은 그 부위를 구성하는 뼈의 형상과 조합 방식에 따라 가동 범위와 방향이 정해진다.

가동관절은 운동 축의 숫자에 따라 일축성과 이축성 그리고 다축성으로 분류하며 관절의 모양에 따라 경첩관절과 비구관절, 타원관절과 같은 종류로도 나뉜다.

예를 들어, 어깨관절과 같이 여러 방향으로 움직이는 부위의 관절은 다축성 관절이라고 부르고 모양에 따라 비구관절로 분류한다.

키워드

관절연골
뼈의 관절면을 둘러싸고 있는 조직을 말한다. 관절연골의 약 70%는 수분으로 이루어져 있으며 히알루론산과 콜라겐 등이 포함되어 있다.

관절오목
상완골 머리를 받는 역할을 하며 오목하게 들어가 있다.

관절강
뼈와 뼈 사이의 관절낭안의 틈새를 말하며 윤활액으로 가득차 있다.

인대
관절에서 뼈와 뼈를 연결하는 섬유 모양의 다발을 말한다.

관절연골의 내부 구조

관절강 내부 물질의 활동으로 관절이 매끄럽게 움직일 수 있다.

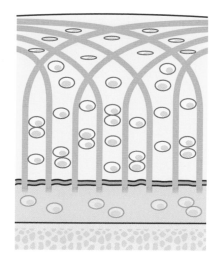

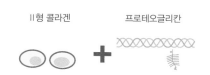

II형 콜라겐   프로테오글리칸

뼈와 연골은 뼈 조직과 세포외기질로 구성되어 있다. 연골의 세포외기질은 II형 콜라겐과 프로테오글리칸로 구성되어 있으며 이 물질이 연골에 탄력을 준다.

운동축의 수와 모양에 따라 분류한 관절

관절의 역할은 신체 부위를 움직이게 하는 것으로 활동 목적과 관절 부위에 따라 모양과 움직임이 다르다.

홑축관절(일축성)

경첩관절과 중쇠관절이 있으며 주관절과 무릎관절이 이에 속한다.

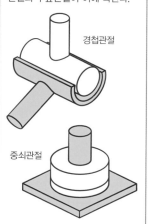

경첩관절

중쇠관절

이축관절(이축성)

타원관절과 안장관절이 있으며 수근관절과 턱관절, 흉쇄관절이 이에 속한다.

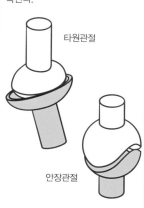

타원관절

안장관절

뭇축관절(다축성)

구형의 관절면이 관절오목 안에서 회전하는 비구관절이 있다. 이 밖에 어깨관절, 엉덩관절 등이 있다.

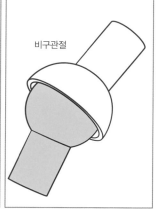

비구관절

골격의 중심축을 척추(脊柱)라고 하고 우리 몸은 이를 기준으로 26개의 척추뼈로 구성되어 있다. 또한 우리 몸에 존재하는 뼈의 개수는 약 200개이고 뼈와 뼈 사이는 관절로 연결되어 있다.

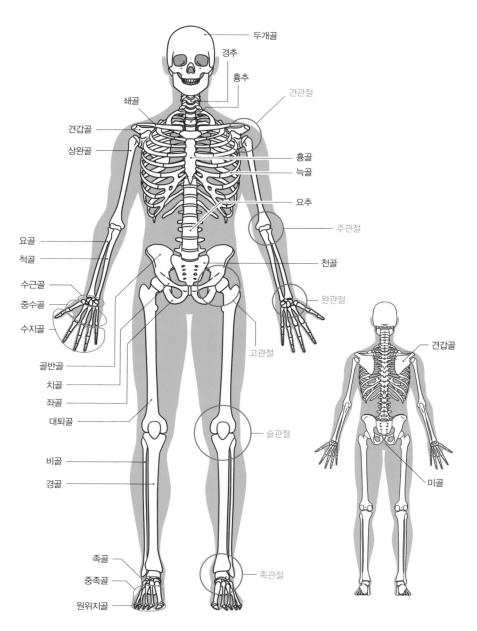

전신 근육도

우리 몸은 근육과 관절로 움직인다. 그중 근육은 겉으로 느낄 수 있는 바깥근육(outer muscle)과 뼈 가까이에 붙어 있으며 겉으로 느낄 수 없는 속근육(inner muscle)으로 나뉜다.

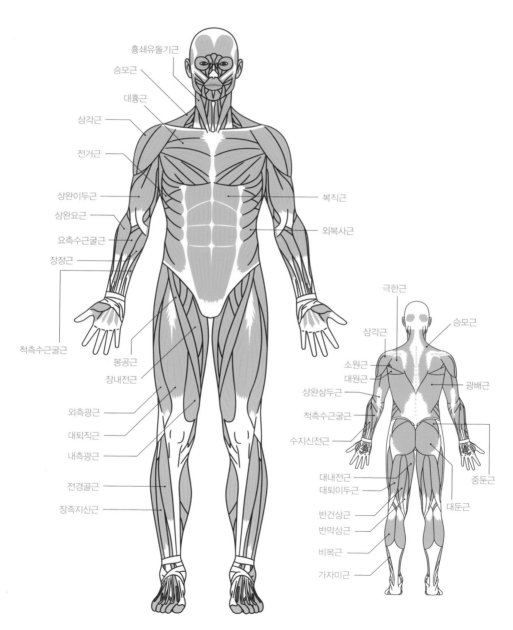

흉쇄유돌기근
승모근
대흉근
삼각근
전거근
상완이두근
상완요근
요측수근굴근
장장근
척측수근굴근
봉공근
장내전근
외측광근
대퇴직근
내측광근
전경골근
장족지신근

복직근
외복사근

극한근
삼각근
소원근
대원근
상완삼두근
척측수근굴근
수지신전근
대내전근
대퇴이두근
반건상근
반막상근
비복근
가자미근

승모근
광배근
중둔근
대둔근

21

해부학이란 무엇인가?

- 해부학은 육안해부학과 현미경해부학으로 분류한다.
- 세계 최초의 의학서인 『파브리카』는 해부학의 초석을 닦았다.
- 해부학은 그 목적에 따라 계통해부학, 병리해부학, 법의해부학으로 나뉜다.

인간의 생명활동 구조를 이해하는 학문

해부학은 의대생이나 간호대 학생과 같이 의료 계열의 직업에 뜻을 둔 학생들이 처음 배우는 학문이다. 주로 인체의 구조와 기능 그리고 인체를 구성하는 조직이나 기관이 어떻게 이루어졌는지를 이해하는 학문으로, 해부학을 통해 이상 상태를 판단할 수 있다.

해부학은 육안해부학과 현미경해부학(조직학)으로 나뉜다. 이름을 통해 상상해 볼 수 있듯이 육안해부학은 주로 육안으로 기관의 위치와 구조를 관찰하는 학문, 현미경해부학은 육안으로 보기 어려워 현미경으로 인체구조를 관찰하는 학문을 말한다.

세계 최초의 의학서인 안드레아스 베살리우스(Andreas Vesalius)의 『파브리카』는 관찰을 기본으로 여기는 해부학의 초석을 다져 놓은 책으로 알려져 있다.

해부학의 종류와 각각의 목적

해부는 그 목적에 따라 계통해부, 병리해부, 법의해부로 분류할 수 있다. 계통해부는 질병이나 사고로 사망한 인간의 시신을 이용해 인체구조를 밝히기 위해 해부하는 것이다. 병리해부는 병의 원인을 해명하기 위해 대학병원과 같은 곳에서 시체를 해부한다. 법의해부는 다시 **사법해부**와 **행정해부**로 나뉜다. 그중에서 사법해부는 범죄나 사건을 해명하기 위해 수사기관이나 법관의 명에 의거하여 법의학 교실에서 실시하는 부검, 행정해부는 공중위생학적 문제를 규명하기 위해 법의학교실이나 감찰의무원에서 이루어지는 부검을 말한다.

시험에 나오는 어구

육안해부학
신체 기관의 위치나 구조를 육안으로 관찰하는 해부학을 말한다.

현미경해부학
현미경으로 인체의 기능을 명확히 밝히는 해부학을 말한다.

계통해부
인체 구조를 규명하기 위해 실시하는 해부로, 현재는 교육의 일환으로 이루어지고 있다.

병리해부
유족의 승낙을 받아 질병의 원인을 명확히 밝히기 위해 실시하는 해부를 말한다.

사법해부
범죄의 관련성 또는 이와 관련된 의문점이 있을 경우, 사망 원인을 규명하기 위해 실시하는 해부를 말한다.

행정해부
사건과 관계가 없는 시체의 사망 원인을 규명하기 위해 실시하는 해부를 말한다.

해부학의 종류와 목적

해부는 목적에 따라 실시하는 장소와 관할(管轄)이 다르다.

	계통해부	병리해부	법의해부			
			사법해부	행정해부		
				감찰의 (監察医) 해부	승낙해부	
목적	인체구조 규명	병인(病因) 해명	사건 해명	공중위생학적 문제 해명		
실시장소	대학병원	대학병원 등	법의학 교실	감찰의무원 등	법의학, 병리학 교실	

COLUMN   세계 최초의 해부학책 『파브리카』

세계 최초의 인체 해부학 도서인 『파브리카(인체의 구조에 관하여 7권)』가 출간된 것은 16세기 중반 르네상스 시대였다. 이 책은 700페이지가 넘는 대서(大書)로, 안드레아스 베살리우스(Andreas Vesalius,1514~1564)라는 의학자가 만든 책이다. 또한 베살리우스는 1564년에 가장 오래된 골격의 표본을 만든 사람으로도 알려져 있으며 근대의학의 기반을 다진 사람으로 알려져 있다.

해부학의 역사

현대 의학은 해부학 덕분에 발전되었다고 해도 과언이 아니다. 해부학에서 시작된 인체 구조 해부는 의학 분야 중에서도 진단학(診斷學), 외과 치료와 같은 분야를 크게 발전시켰다.

인류는 고대 그리스 로마부터 시작된 서양 의학에서 처음으로 해부를 통해 인체 구조를 탐색하기 시작했다. 그리고 역사상 최초의 인체 해부는 기원전 300년경 그리스의 의학자 헤로필로스(B.C.335~B.C.280)에 의해 이루어졌고 이 인체 해부를 기초로 이론을 구축했다고 하여 '해부학의 아버지'라고도 불린다. 또한 헤로필로스는 뇌가 신경계의 중심이며 지성을 담당하는 장소라는 것과 신경이 감각 신경과 운동 신경으로 나뉘어져 있다는 것을 밝힌 사람으로 알려져 있다. 이 사실이 알려지기 전 고대 이집트에서는 신경은 심장이 중심이라 생각했기 때문에 미라를 만들 때 다른 장기들과 달리 심장을 따로 보관하였다고 한다.

르네상스 시대인 16세기 중반에 출간된 도서가 안드레아스 베살리우스의 『파브리카(인체의 구조에 관하여 7권, p.23 참조)』이다. 『파브리카』는 1543년 세계 최초의 해부학 도서로 출간되었다.

또한 베살리우스는 1546년 가장 오래된 골격의 표본을 만든 사람으로도 알려져 있으며 근대 의학의 초석을 다졌다. 베살리우스가 그린 골격과 근육 그림은 현대 해부학의 기본이라고 해도 손색이 없을 정도라고 한다.

현대와 같이 사진이 없던 시절 해부학을 기록하기 위한 방법 중 하나가 그림이었다. 과거 정교한 그림체로 인체 해부도를 그린 사람이 예술가이며 해부학자인 레오나르도 다빈치이다. 다빈치는 실제로 사람을 해부하여 평생동안 779장의 해부도를 그린 것으로 알려져 있는데, 이 해부도가 공개된 적은 없다.

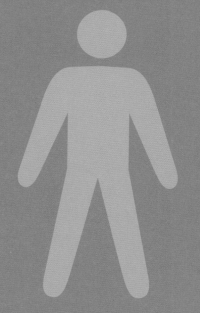

1장

뼈·관절·근육·
신경의 구조

머리

- 머리뼈는 23개의 뼈로 구성되어 있다.
- 뇌는 생명 유지를 담당하는 사령탑이다.
- 신경계는 중추신경과 말초신경으로 나뉘어 있다.

뇌를 감싸는 머리뼈와 3개의 막

생명 유지에 필수적인 뇌를 보호하는 머리뼈는 23개의 뼈가 복잡하게 조립되어 구성하고 있다. 머리뼈 아래에는 경질막, 거미막, 연질막이 있으며 거미막 안쪽에는 외부로부터 충격을 흡수하는 뇌척수액이 있다.

뇌는 대뇌, 소뇌, 뇌줄기로 나뉘어 있고 신체 각 부분에서 지령을 내리는 사령탑 역할을 한다. 또한 사람의 호흡과 순환 호르몬 등을 조절하는 것 외에도 사고하고 기억하는 등 사람의 근간을 형성하는 중요한 기능을 담당하고 있다. 뇌를 감싸고 있는 부분은 뇌머리뼈, 입과 귀 주변의 뼈는 얼굴머리뼈라고 한다.

중추신경과 말초신경으로 정보를 전달한다

외부의 자극을 느끼고 우리 몸 각 부분으로 정보를 전달하는 신경은 중추신경과 말초신경으로 나뉜다. 뇌와 척수로 구성된 중추신경은 몸 전체의 말초신경에게서 수집된 정보를 전달받아 그 정보가 적절한지 판단하여 다시 전신에 지령을 내린다. 한편 몸 전체에 있는 말초신경은 중추신경과 말초 기관을 연결하는 역할로 정보를 전달한다. 이때 대뇌에서 받은 운동 지령을 골격근으로 전달하는 것이 운동신경이고 호흡과 순환, 소화와 같이 무의식적으로 컨트롤하는 것이 자율신경이다. 그리고 자율신경 혈압과 심박수를 올려 신체 활동을 활발하게 만드는 교감신경과 혈압과 심박수를 낮은 상태로 조절하는 부교감신경으로 나뉜다.

키워드

뇌척수액
거미막밑공간을 채우는 투명한 액체를 말하며 외부의 충격을 흡수하는 역할을 한다. 포도당과 단백질을 포함하여 뇌와 척수에 영양분을 운반하기도 한다. 다른 말로 수액이라고도 한다.

대뇌
전체 뇌의 80%를 차지하며 운동과 감각을 컨트롤한다. 또한 사고하고 판단하며 감정을 컨트롤하기도 한다.

소뇌
근육에 지령을 내리고 운동을 컨트롤한다. 움직임의 타이밍이나 세기, 밸런스 등을 조정한다.

뇌줄기
중뇌, 뇌교, 연수 수질. 사이뇌로 분류한다. 또한 사이뇌는 시상, 시상하부, 뇌하수체로 분류한다. 호흡이나 순환같이 생명을 유지하는 데 꼭 필요한 역할을 담당하고 있다.

두개골의 구조

머리뼈를 구성하는 뼈는 23개로 여기에 3개의 막으로 싸여 있다. 내부에는 쿠션 작용을 하는 수액이 채워져 있는데 사령탑 역할을 하는 뇌를 보호한다.

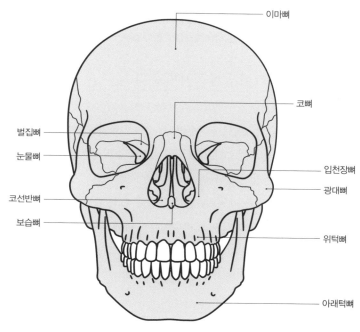

- 이마뼈
- 코뼈
- 벌집뼈
- 눈물뼈
- 입천장뼈
- 광대뼈
- 코선반뼈
- 보습뼈
- 위턱뼈
- 아래턱뼈

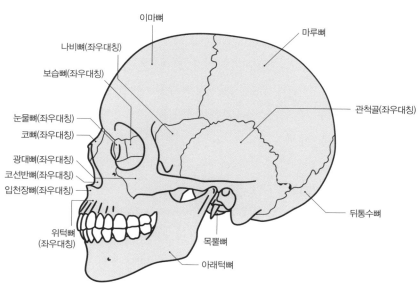

- 이마뼈
- 나비뼈(좌우대칭)
- 보습뼈(좌우대칭)
- 눈물뼈(좌우대칭)
- 코뼈(좌우대칭)
- 광대뼈(좌우대칭)
- 코선반뼈(좌우대칭)
- 입천장뼈(좌우대칭)
- 위턱뼈(좌우대칭)
- 마루뼈
- 관척골(좌우대칭)
- 뒤통수뼈
- 목뿔뼈
- 아래턱뼈

턱관절(뼈 · 관절)

POINT
- 아래턱뼈와 턱관절오목, 관절원반으로 구성되어 있다.
- 상하좌우로 자유롭게 움직이기 쉬운 관절이다.
- 관절 분류상에서 가동관절 중 다축성관절로 분류한다.

관절원반은 턱관절을 매끄럽게 움직이게 한다

턱관절은 측두골 부분에서 턱관절오목이라 부르는 오목한 부분과 아래턱뼈의 하악골머리라고 부르는 뼈의 돌기부분 그리고 관절원반이라 부르는 섬유연골로 구성되어 있으며 그 주변은 관절낭으로 둘러싸여 있다. 참고로 관절원반이 관절끼리 마찰이 생기지 않도록 완화시켜 주는 쿠션 작용을 하기 때문에 턱관절을 자연스럽게 움직일 수 있는 것이다.

턱관절은 운동축에 의한 분류상에서 어느 방향이든지 잘 움직이거나 회전할 수 있는 다축성관절로 분류되며 형태상 분류에서는 타원관절로 분류한다(p.18 참조). 인간의 관절 중에서 가장 자유롭고 복잡하게 움직이는 관절이기도 하다.

턱관절은 머리에서 유일하게 움직이는 관절이다

턱관절은 말을 하고 음식을 먹으며 표정을 지을 때 사용하는 관절로, 머리에서 유일하게 움직이는 관절이기도 하다. 턱관절은 입을 벌리거나 닫을 때마다 하악골머리가 턱관절오목에서 빠지는 것이 특징인데, 이때 관절원반이 어긋나는 턱관절증과 같은 장애가 생기기도 한다.

턱관절은 아래턱을 내려서 입을 벌릴 수 있는데, 이를 하악하제라고 한다. 또한 턱의 움직임은 입을 벌리는 방향에 따라 달라진다. 작게 벌리면 아래턱의 위치가 거의 변하지 않지만, 크게 벌리면 턱관절오목과 하악골머리 사이의 관절원반이 앞쪽으로 크게 움직인다. 아래턱을 올려서 입을 다무는 움직임을 하악거상, 좌우로 움직이게 하는 동작을 절구운동이라고 한다. 또한 아래턱을 앞쪽으로 내미는 동작을 전방이동이라고 한다.

시험에 나오는 어구

턱관절오목
관척골에서 뼈가 오목한 부분을 말한다.

관절원반
아래턱뼈와 턱관절오목 사이에 있는 섬유연골로, 턱관절의 쿠션 역할을 한다.

하악하제
턱관절의 움직임 중에서 아래턱을 내리고 입을 벌리며 움직이는 방법을 말한다.

하악거상
턱관절의 움직임 중에서 턱을 올리고 입을 닫으며 움직이는 방법을 말한다.

절구운동
턱관절을 좌우로 움직이는 동작을 말한다.

키워드

턱관절증
턱관절통이나 개구장애. 턱관절에서 잡음이 생기는 질환을 말한다.

다축성관절
여러 방향으로 움직일 수 있는 관절을 말한다.

타원관절
관절머리와 관절오목과 함께 타원형으로 생긴 관절을 말한다.

턱관절의 구조

턱관절은 턱관절오목과 하악골머리, 관절원반 등으로 구성되어 있다. 여기서 관절원반은 섬유연골로 턱관절을 매끄럽게 움직이는 역할을 한다.

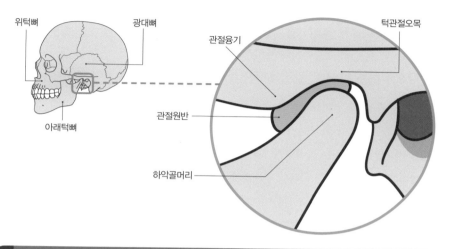

입을 벌릴 때 턱관절의 움직임

턱관절은 입을 크게 벌릴 때와 작게 벌릴 때의 움직임이 다르다.

입을 작게 벌릴 때

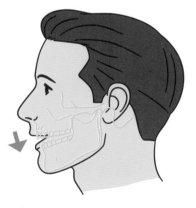

아래턱을 내리면 입이 벌어진다(하악하제). 아래턱의 위치는 입을 닫을 때와 거의 변화가 없다.

입을 크게 벌릴 때

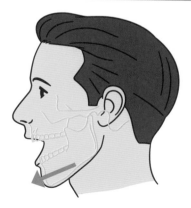

턱관절오목과 하악골머리 사이에 있는 관절원반이 앞으로 이동하고 아래턱도 앞으로 나오게 된다(전방이동).

턱관절(근육)

POINT

● 아래턱 주변 근육이 밸런스를 맞추기 위해 아래턱 운동을 하게 된다.
● 관자근, 깨물근, 바깥쪽날개근, 안쪽날개근을 저작근이라고 한다.
● 저작운동은 음식물을 씹을 때 이루어지는 아래턱 운동을 말한다.

여러 근육이 협조하여 턱관절을 움직인다

턱관절은 뼈뿐 아니라 섬유연골인 관절원반 그리고 뼈와 연결된 근육 등 연조직(soft tissue)으로 구성되어 있다. 이야기를 하거나 식사를 할 때 입을 벌리고 닫는 이유는 아래턱뼈가 움직이기 때문인데, 이때 턱관절은 아래턱뼈와 연결된 여러 근육이 관여하고 있다. 그리고 이 근육들이 밸런스를 맞추기 위해 아래턱 운동이 이루어지는 것이다.

아래턱을 들어올리는 깨물근과 관자근이 이완되면서 아래턱뼈가 내려가고 그로 인해 입이 벌어진다. 참고로 이때 벌리는 입은 크게 벌리는 것이 아니며 의식적으로 크게 벌릴 때는 바깥쪽날개근과 두살힘근, 턱목뿔근과 턱끝목뿔근이 움직인다.

음식물을 씹을 때 턱관절을 움직이는 씹기 근육

음식물 등을 씹을 때 움직이는 턱관절은 관자근, 깨물근, 바깥쪽날개근, 안쪽날개근으로, 이 근육들을 저작근이라고 부른다. 입을 벌릴 때 작용하는 입벌림근에는 바깥쪽날개근(아래턱), 두살힘근, 턱끝목뿔근, 턱목뿔근이 있다.

저작운동은 음식물을 씹을 때(저작) 일어나는 아래턱 운동을 말하며 연하하기 전 음식물을 부수거나(씹기), 씹어서 잘게 부수고(분쇄) 으깨는 (절구) 동작이 있다. 음식물을 으깨는 동작인 절구운동은 바깥쪽날개근과 안쪽날개근이 작용하며 이루어지는데, 여기에 아래턱이 앞으로 튀어나오는 움직임이 더해지면 음식물을 더 잘게 부술 수 있게 된다. 턱관절을 중심으로 여러 근육이 움직여서 복잡한 움직임이 가능해진다.

시험에 나오는 어구

아래턱뼈
머리뼈 중에서 유일한 가동관절인 턱관절을 형성하는 뼈를 말한다.

저작근
저작(咀嚼)과 관련된 모든 근육을 말하며 모든 입벌림근은 저작근에 포함된다.

바깥쪽날개근
저작근 중 하나로 한쪽만 수축하면 아래턱뼈가 반대쪽으로 이동하는데 양쪽 다 수축하면 아래턱이 앞으로 이동한다.

두살힘근
목뿔뼈와 연결되는 근육을 말한다.

턱목뿔근
목뿔뼈에서 편평하게 이어진 근육을 말하며 구강의 바닥을 형성한다.

키워드

저작(저작운동)
음식물을 입 속으로 집어넣어 절단 및 파쇄한다.

메모

거상(擧上)
들어올리는 일을 말하며 의학적으로 무언가를 들어올릴 때 거상이라고 부른다.

턱관절의 구조

어떤 것을 씹을 때에는 관자근, 깨물근, 바깥쪽날개근, 안쪽날개근의 4가지 근육이 작용한다. 이 근육들을 저작근이라고 한다.

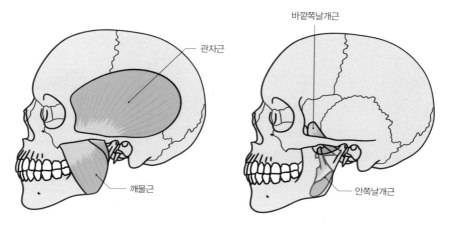

턱관절의 개구(開口)

입을 크게 벌릴 때는 바깥쪽날개근, 두살힘근, 턱목뿔근, 턱끝목뿔근이 작용한다.

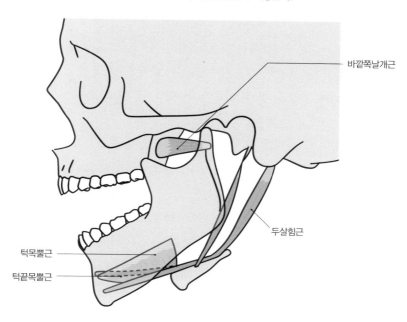

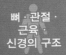

경추(뼈 · 관절)

POINT

● 경추는 7개의 척추뼈로 구성되어 있다.
● 제1경추는 환추, 제2경추는 축추라고 한다.
● 척추뼈몸통과 척추뼈고리로 둘러싸인 척추관에는 척수가 지나고 있다.

제1경추의 위에는 머리뼈가 있다

경추는 척추의 일부분으로, 제1경추부터 제7경추까지 7개의 척추뼈로 구성되어 있다. 제1경추의 위에는 전체 체중의 약 8분의 1 정도를 차지하는 머리뼈, 제7경추 아래에는 흉추가 있으며 그 아래에는 요추가 이어져 있다. 제1경추와 제2경추는 독특한 형상을 하고 있어 각각 환추, 축추라는 이름으로도 불린다.

축추(제2경추)의 앞부분에는 치아돌기(odontoid process)라고 부르는 돌기가 있는데, 이를 중심으로 환추(제1경추)가 회전(回旋)한다.

척추는 추간판과 인대로 인해 척추뼈라고 불리는 뼈가 나무 블록처럼 겹쳐 있다. 제3경추 아래에 있는 환추는 앞쪽(복부 방향)에 있는 원기둥 모양의 척추뼈몸통과 뒤쪽(등부분)의 척추뼈고리가 척추뼈고리뿌리까지 이어져 있다. 참고로 척추뼈에는 척추뼈몸통과 척추뼈고리로 둘러싸인 척추뼈구멍이라는 공간이 있다. 척추뼈구멍이 쌓여서 생긴 공간을 척추관이라고 하며 그 안을 지나는 신경이 척수이다.

인대로 더 강하게 연결되는 척추뼈몸통

척추뼈몸통들 사이에는 추간판이라는 연골이 있는데, 이들은 척추뼈몸통을 연결하는 역할 외에도 쿠션 작용을 한다. 그리고 추간판은 바깥부분의 섬유륜, 젤리 모양을 하고 있는 중심부의 수핵(髓核)을 둘러싸고 있다. 여기서 섬유륜에 장애가 생기면 추간판 탈출증(p.136 참조)을 일으킨다. 척추뼈몸통의 앞부분에는 전방종인대, 뒷부분에는 후방종인대 그리고 척추관의 뒤쪽에는 황색인대가 있다.

시험에 나오는 어구

경추
척추(척추뼈)를 구성하는 척추뼈 중 목 부분에 있는 7개의 뼈를 말한다.

척추
척추뼈를 말하며 경추 7개, 흉추 12개, 요추 5개 합쳐 24개에 천골과 미골이 이어진다.

추간판
척추뼈와 척추뼈 사이에 있는 조직으로, 충격을 흡수하는 쿠션 역할을 맡고 있다.

인대
관절 사이에서 뼈와 뼈를 결합하는 섬유 모양의 다발을 말한다.

척수
뇌와 연결된 중추신경의 일부분으로, 등골뼈 속 척추관에서 보호되고 있다.

섬유륜
수핵 주변을 감싸고 있는 섬유연골을 말한다.

키워드

환추와 축추
제1경추와 제2경추는 독특한 모양을 하고 있으며 각각 환추, 축추라고 불린다.

경추의 구조

경추는 7개의 척추뼈로 구성되어 있으며 제1경추는 환추, 제2경추는 축추라고 불린다. 제7경추 앞부분에는 흉추가 연결되어 있다.

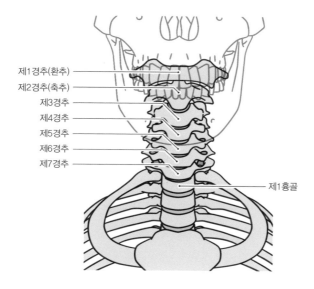

제1경추(환추)
제2경추(축추)
제3경추
제4경추
제5경추
제6경추
제7경추

제1흉골

경추를 감싸고 있는 인대

척추뼈몸통을 연결하는 인대는 여러 종류가 있으며 척추뼈몸통 앞부분에는 전방종인대, 뒤쪽에는 후방종인대, 척추관의 뒤쪽에는 황색인대가 있다. 척추뼈몸통은 인대를 이용해 강하게 연결해 준다.

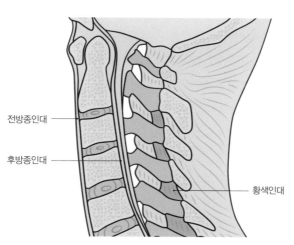

전방종인대

후방종인대

황색인대

경추(근육)

POINT

● 경추는 굴곡과 신전, 좌우 측굴 및 회전이 가능하다.

● 머리, 목 어깨까지 여러 근육이 분포되어 있고 서로 연동하여 움직인다.

● 경추에는 척수(경수)가 지나고 있다.

몸을 움직여 지탱하는 근육의 움직임

척추의 일부분인 경추는 7개의 척추뼈로 구성되어 있으며 머리를 지탱하거나 척추관 속을 지나는 척수(경수, 頸髓)를 보호하는 등 중요한 역할을 담당하고 있다. 목과 어깨는 여러 근육들이 복잡하게 겹쳐 있기 때문에 근육이 긴장하거나 염증이 생기면 어깨결림이나 저린감(Numbness)이 나타난다. 근육은 목을 앞뒤로 젖히고 좌우로 숙이거나 돌리는 등의 운동성을 가지고 있으며 머리를 비롯하여 견갑골과 팔을 지탱하는 기능(지지성, 支持性)을 한다.

목에는 다양한 근육이 겹쳐 있다

쇄골 안쪽에서 시작하여 귀 뒤쪽으로 뻗어 있는 근육을 흉쇄유돌기근(sternocleidomastoid muscle)이라고 하는데, 목을 좌우로 돌리거나 측굴(옆으로 기울이는 동작) 동작을 할 때 사용한다.

그리고 뒤통수 부위와 목을 이어 주는 작은 근육들을 후두하근군이라고 한다. 후두하근군은 깊숙한 곳에 있는 근육으로 목을 움직일 때 중요한 역할을 하는데, 후두하근군에 속하는 상두사근, 소후두직근, 대후두직근, 하두사근은 목을 신전 또는 회전시키는 등 다양한 방향으로 움직일 수 있다. 또한 뒤통수 부위에서 양쪽 목으로 가늘고 긴 다발처럼 연결된 근육을 두판상근, 두반극근, 목반가시근, 경판상근이라고 한다. 두판상근은 후두하근군 중 가장 바깥쪽에 있고 그 아래에 두반극근이 있다. 이 근육들은 머리를 뒤로 젖히거나 회전시킬 때 사용한다.

 시험에 나오는 어구

흉쇄유돌기근
목에 있는 근육으로 환추를 굽히고 늘리거나 측면으로 굽히고 회전시킬 때 작용한다.

키워드

측굴
목을 옆으로 굽히는 동작을 말한다.

신전
목을 뒤로 젖히는 동작을 말하며 신전(extensor)이라고도 한다.

목근육

목에는 많은 근육이 서로 겹쳐 있다. 후두하근군은 승모근과 같이 표면에 있는 근육들 속에 위치하는 작은 근육으로, 목을 여러 방향으로 움직이게 할 수 있다.

표층근육

심부근육

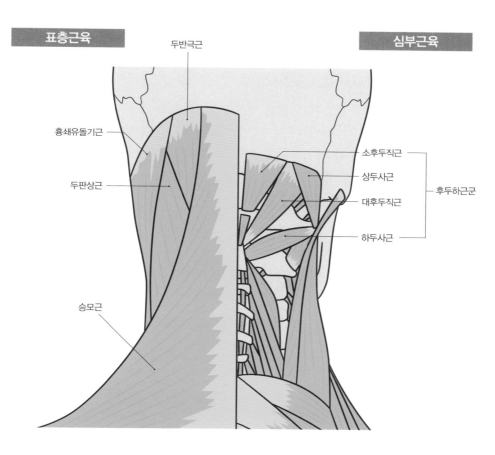

두반극근

흉쇄유돌기근

두판상근

승모근

소후두직근

상두사근

대후두직근

후두하근군

하두사근

COLUMN **표층근육과 심부근육**

심부근육(Inner muscle)이라는 말을 TV에서 들어본 적이 있는가? 심부근육은 몸 깊숙이 위치한 근육을 말하며 심층근이라고도 한다. 한편 표층근육(outer muscle)은 신체 표면에 위치한 근육을 말하며 표층근이라고도 한다. 심부근육의 주요 기능은 관절이나 내장기관을 안정시키는 것이지만, 몸을 움직일 때 표층근육과 함께 자세를 유지하거나 도와주는 역할을 한다.

상지(뼈·관절)

POINT

● 어깨관절은 견갑골, 쇄골, 상완골로 구성되어 있다.
● 견갑골은 뼈에 붙어 있는 근육을 통해 체간(體幹)과 연결된다.
● 인대가 견갑상완관절을 더 튼튼하게 해준다.

상지는 쇄골과 견갑골로 구성된다

상지는 쇄골과 견갑골로 구성되어 있다. 쇄골은 신체 앞부분의 상반신에 수평으로 뻗어 있으며 좌우 양쪽에 한 개씩 있는 뼈로, 위에서 보았을 때 S자 형태를 그리고 있다. 그리고 골절이 생기기 쉬운 뼈이기도 하다. 또한 견갑골은 등 위쪽에 있는 납작한 뼈를 말하고 좌우 양쪽에 1개씩 있다. 여기서 말한 쇄골과 견갑골이 상지를 움직일 때 중요한 역할을 한다.

견갑상완관절은 구조적으로 느슨하게 연결되어 있다

어깨관절은 견갑골과 쇄골 그리고 상완골로 이루어져 있는데, 그중 상완골의 토대가 되는 견갑골은 뼈와 붙어 있는 근육을 통해 체간(흉곽)과 연결된다. 참고로 어깨관절은 견갑골의 관절오목에 위팔에서 가장 길고 두꺼운 상지 끝부분인 상완골두가 들어맞는 구조이다. 또한 상완골머리 윗부분에는 견갑골의 일부분이 돌출된 견갑골봉우리가 있다. 어깨관절의 주변관절로는 견갑골과 쇄골로 구성된 봉우리빗장관절 그리고 복장뼈와 쇄골로 구성된 흉쇄관절, 어깨관절의 안정화를 담당하는 어깨가슴관절 등이 있다.

견갑골과 흉곽 사이에 있는 어깨가슴관절은 관절 구조가 일반적이지 않기 때문에 견갑골 주변 근육을 이용해 흉곽에 고정한다.

견갑상완관절들은 구조적으로 모두 헐겁게 연결되어 있어서 인대로 보강하고 있는데, 그중에서 부리위팔인대(coracoid humeral ligament)는 관절보강이 아니라 거상(擧上)을 제한하는 역할을 한다.

시험에 나오는 어구

상지
쇄골과 견갑골로 구성되어 있으며 상지를 지지해주는 골격을 말한다.

쇄골
신체 앞면 상반신에서 수평으로 뻗어 있으며 좌우에 각각 1개씩 놓인 뼈를 말한다. 위에서 보면 S자 형태를 띠고 있다.

견갑골
등 위쪽에 있는 넓적한 뼈를 말하며 좌우에 각각 1개씩 있다.

상완골
상완골의 몸쪽 끝 부분에서 견갑골과 관절을 만든다.

상지와 관절

상지는 쇄골과 견갑골로 이루어져 있다. 어깨관절인 어깨가슴관절은 관절 구조를 이루고 있지 않으며 견갑골 주변 근육에 의해 흉곽으로 연결되어 있다.

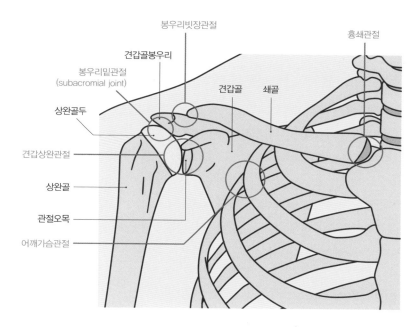

상지를 둘러싸고 있는 인대

상지에는 여러 개의 인대가 있으며 주로 관절을 보강하는 역할을 한다. 견갑골에 붙어 있는 부리위팔인대는 거상(擧上)을 제한하는 기능을 한다.

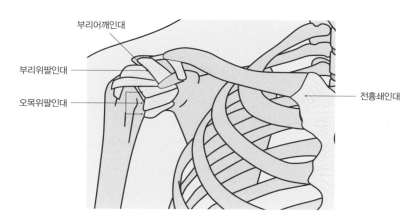

상지(근육)

POINT

● 관절 구조로 이루어져 있지 않으며 근육이 관절을 움직인다.
● 승모근은 목에서 등줄기까지 뻗어 있는 큰 근육이다.
● 상지가 긴장하면 어깨결림의 원인이 된다.

어깨관절은 뼈와 붙어 있는 근육을 통해 움직인다

사람의 어깨관절은 가동 범위가 넓어서 팔을 자유롭게 움직일 수 있다. 이때 어깨관절에 붙어 있는 근육으로 인해 어깨관절이 자유롭게 움직일 수 있으며 승모근, 어깨올림근, 앞톱니근, 마름근은 어깨근육에 속하는 주요 근육이다.

견갑골과 체간 사이에는 어깨가슴관절(scapulothoracic joint)이라는 관절이 있는데, 관절 구조 형태를 이루고 있지 않기 때문에 실제로는 근육이 관절을 움직이게 한다고 볼 수 있다.

어깨결림의 원인은 승모근?

승모근은 목부터 등까지 쭉 뻗어 있는 큰 근육으로, 어깨결림의 원인이라고 할 수 있는 근육이다. 승모근의 윗부분은 견갑골을 올리고 중앙 부분은 견갑골을 모아 주며, 아랫부분은 견갑골을 내려 주는 기능을 한다. 승모근이라는 이름은 수도자들이 쓰는 모자와 닮아서 붙은 이름이라고 한다.

어깨올림근은 승모근 아래에 있는 근육으로 목에서 어깨를 감싸는 모양으로 뻗어 있으며 손을 높이 뻗거나 뒤를 돌아볼 때 쓰인다.

앞톱니근은 견갑골과 가슴(胸郭)에 붙어 있는 근육으로, 톱 모양을 하고 있기 때문에 앞톱니근이라는 이름이 붙었다. 외전이나 위쪽돌림, 아래쪽돌림을 할 때 사용하며 문을 밀때도 사용된다. 마름근은 견갑골을 등뼈 쪽으로 모으는 작용을 하며 가슴을 펼 때도 움직인다.

시험에 나오는 어구

승모근
목부터 등까지 쭉 뻗어 있는 근육으로, 표층근 중 하나이다. 또한 어깨결림의 원인이 되는 근육으로도 꼽힌다.

어깨올림근
승모근 아래에 있는 근육으로, 목부터 어깨를 감싸는 모양으로 뻗어 있다.

앞톱니근
견갑골과 흉곽에 붙어 있으며 견갑골을 움직일 때 사용된다.

마름근
마름모 모양을 한 근육으로, 작은마름근과 큰마름근으로 나뉜다. 견갑골을 등뼈 쪽으로 모을 때 사용된다.

키워드

어깨가슴관절
흉곽과 견갑골 사이에 있는 관절을 말한다.

상지의 주요 근육과 움직임

어깨관절은 견갑골에 붙어 있는 근육을 통해 운동할 수 있으며 주요 근육은 다음과 같다.

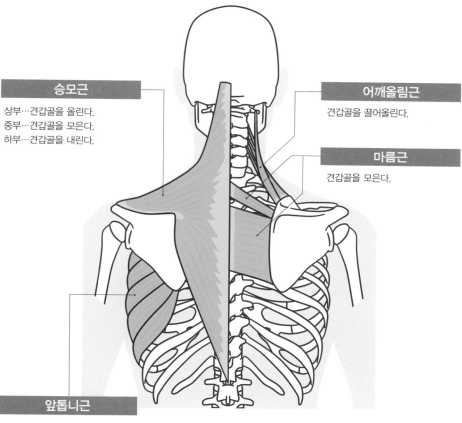

승모근

상부…견갑골을 올린다.
중부…견갑골을 모은다.
하부…견갑골을 내린다.

어깨올림근

견갑골을 끌어올린다.

마름근

견갑골을 모은다.

앞톱니근

견갑골을 밖으로 돌리고 위쪽돌림,
아래쪽돌림시킨다.

COLUMN **어깨결림은 예방이 중요하다**

　어깨결림의 주요 원인은 근육의 피로와 혈액순환 불량, 말초신경 장애 등이다. 어깨결림은 앞에서
말한 주요 원인 중 1가지로 나타날 수도 있지만, 여러 가지의 이유로 어깨결림이 나타날 수도 있다. 같
은 자세로 오랫동안 있지 않고 적절한 운동과 체조 그리고 목욕으로 몸을 편안하게 해 주는 등 예방을
위해 노력하는 것이 중요하다. 이미 어깨결림이 생긴 경우에는 긴장을 풀고 혈액순환을 원활하게 촉진
시키는 마사지요법, 운동요법 등을 실시해 보자.

어깨관절(뼈 · 관절)

POINT

- 견갑골과 상완골로 이루어져 있다.
- 정식 명칭은 견갑상완관절이라고 한다.
- 해부학적관절과 기능적관절로 구성되어 있다.

상완골두와 괄절오목으로 구성된 비구관절

어깨관절은 견갑골과 상완골로 구성된 관절로, 상완골 끝부분에 있는 상완골두와 견갑골의 관절오목으로 구성된 비구관절이며 인간의 신체 중 가장 넓은 가동 범위를 가진 다축성관절이다(p.18 참조). 어깨관절을 구성하는 상완골두는 관절오목과 닿는 면적이 적고 구조가 불안정하기 때문에 오목테두리라고 불리는 연골조직을 비롯하여 주변 근육과 인대들이 지탱해 주고 있다.

상완골두와 관절오목 주변을 둘러싼 주머니를 관절낭이라고 한다. 관절낭은 섬유 모양의 인대가 모인 것으로, 상완골과 관절오목을 연결하거나 관절을 안정시키는 역할을 담당한다. 그밖의 관절을 지탱하는 인대로는 관절오목과 상완골을 연결하는 오목위팔인대, 봉우리 아래에 있으며 돌림근띠를 보호하는 봉우리밑주머니가 있다.

해부학적 관절과 기능적 관절

어깨관절은 해부학적 관절과 기능적 관절로 분류된다. 해부학적 관절은, 연골이나 관절낭과 같은 조직으로 둘러싸인 관절을 말하며 견갑골과 상완골로 구성된 견갑상완관절, 견갑골과 쇄골로 구성된 봉우리빗장관절, 복장뼈와 쇄골로 구성된 흉쇄관절이 이에 속한다.

한편 기능적 관절은 관절 구조로 이루어져 있지 않으면서 관절이 해야 하는 기능을 수행하는 관절로, 상완골과 봉우리 사이에 있는 봉우리밑관절(제2어깨관절)과 견갑골 갈비뼈 사이에 있는 어깨가슴관절이 이에 속한다.

시험에 나오는 어구

견갑상완관절
어깨관절을 말한다.

오목테두리
관절오목의 주변에 붙어 있는 연골을 말한다.

봉우리밑주머니
견갑골봉우리 아래에 있으며 돌림근띠를 보호하는 역할을 담당한다. 윤활액이 들어간 주머니를 말한다.

키워드

비구관절
뼈머리가 둥글고 관절낭 안쪽의 움푹 들어간 곳에 알맞게 끼워져 있는 다축성 관절로, 가동 범위가 넓기 때문에 자유롭게 움직일 수 있다. 어깨관절이나 엉덩관절이 이에 해당한다.

어깨관절의 해부

어깨관절은 견갑골과 상완골로 이루어진 관절이며 정식 명칭은 오목견갑상완관절이다. 어깨관절은 인체 중에서 가장 넓은 가동 범위를 가진 다축성 관절이다.

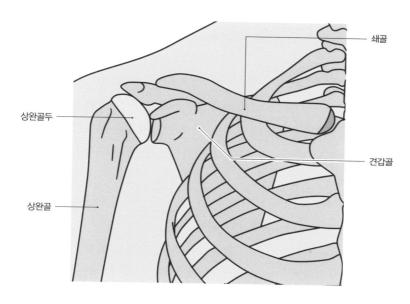

쇄골

상완골두

견갑골

상완골

어깨관절의 분류

어깨관절은 연골과 관절낭과 같은 조직으로 덮인 해부학적 관절과, 관절 구조를 이루고 있지 않지만, 관절 기능을 수행하는 기능적 관절로 분류한다.

분류	관절의 명칭	위치
해부학적 관절	견갑상완관절	견갑골과 상완골을 이어 주는 관절
	봉우리빗장관절	견갑골과 쇄골 사이를 이어 주는 관절
	흉쇄관절	복장뼈와 쇄골을 이어 주는 관절
기능적 관절	어깨가슴관절	견갑골과 늑골 사이에 있는 관절
	봉우리밑관절 (제2어깨관절)	견갑골 봉우리와 상완골 사이에 있는 관절

어깨관절(근육)

POINT

- 삼각근, 대흉근, 광배근 등이 어깨를 움직인다.
- 어깨 윗부분에는 삼각근, 가슴 앞 윗면에는 대흉근이 자리 잡고 있다.
- 가시위근, 가시아래근, 소원근, 어깨밑근을 회전근개(rotator cuff)라고 한다.

어깨의 둥근 부분은 삼각근으로 이루어져 있다

견갑골과 상완골을 연결하는 관절이 바로 어깨관절이다. 견갑골의 관절오목이 상완골 끝에 있는 상완골 머리를 접시처럼 받쳐 주는 관절로 이루어져 있다. 참고로 어깨 주변에는 어깨를 움직이는 근육으로 삼각근, 대흉근, 광배근이 있다.

어깨 제일 윗부분에 있는 근육이 바로 삼각근이다. 이 근육은 쇄골과 견갑골 그리고 상완골까지 어깨관절을 감싸고 있는 근육으로, 삼각근으로 인해 어깨는 둥근 모양이 된다. 삼각근은 팔을 들어올릴 때 활동하는 근육이다. 팔을 앞으로 올리면 삼각근의 앞부분, 팔을 뒤로 당기면 뒷부분, 팔을 옆으로 올리면 옆부분이 움직인다.

팔을 앞쪽으로 움직일 때 활동하는 근육은 바로 대흉근이다. 대흉근은 부채꼴 모양을 한 근육으로 쇄골과 흉골과 같이 가슴 위의 배쪽에 붙은 근육을 말한다. 소위 가슴판이라고 불리는 부분이 대흉근이다. 또한 팔굽혀펴기를 할 때 사용한다.

인체에서 가장 넓게 분포된 근육인 광배근

인체에서 가장 넓게 분포된 근육이 광배근이다. 견갑골과 어깨의 움직임에 관여하는 근육으로, 여러 관절에 걸쳐 있다. 광배근은 팔을 등 가운데로 당기거나 안쪽으로 방향을 바꿀 때 움직인다. 또한 어깨 깊숙한 부분에는 어깨관절을 안정시키는 **가시위근, 가시아래근, 소원근, 어깨밑근**이라는 근육이 있다. 이 4개의 근육을 **회전근개**(rotator cuff)라고 부르며 상반신 회전(回旋)을 담당한다.

키워드

회전근개
상완골에 붙어 있는 가시위근, 가시아래근, 소원근, 어깨밑근의 4가지 근육을 말하며 어깨관절을 안정시킨다. 상완골두를 소매(cuff)처럼 감싸고 있다고 하여 'rotator cuff'라는 이름이 붙었다.

어깨관절을 감싸고 있는 근육

어깨관절의 주변에는 여러 근육이 자리 잡고 있다. 팔을 움직이게 하는 근육으로는 어깨 윗부분에 있는 삼각근과 가슴 위쪽에 있는 대흉근이 있다. 또한 인체에서 가장 넓게 분포된 근육인 광배근도 어깨관절의 움직임에 관여하고 있다.

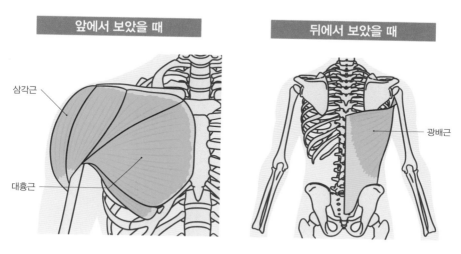

앞에서 보았을 때

삼각근
대흉근

뒤에서 보았을 때

광배근

회전근개

상완골과 붙어 있는 가시위근, 가시아래근, 소원근, 어깨밑근의 4개 근육을 회전근개(rotator cuff)라고 한다. 어깨 깊숙한 곳에 있는 안쪽근육이며 상완골을 소매처럼 감싸고 있다고 하여 'rotator cuff'라는 이름이 붙었다. 참고로 어깨관절을 안정시키는 역할을 한다.

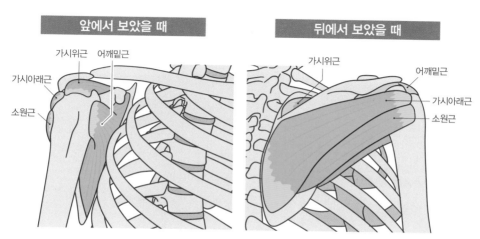

앞에서 보았을 때

가시위근   어깨밑근
가시아래근
소원근

뒤에서 보았을 때

가시위근
어깨밑근
가시아래근
소원근

주관절(뼈·관절)

- 상완골과 요골 그리고 척골로 이루어져 있다.
- 굽힘과 폄, 회전 기능을 담당한다.
- 안쪽, 외측측부인대가 주관절의 운동을 안정시킨다.

2개의 전완골과 상완골로 구성된 주관절

주관절은 팔꿈치부터 손목까지 이어진 전완골과 양쪽 어깨에 닿아
있는 상완골로 이루어진 관절이다. 상완골은 1개이지만, 전완골은 요
골과 척골이라는 2개의 뼈로 구성된다. 상완골과 요골, 척골을 연결하
여 주관절이 된다.

주관절은 굽힘과 폄, 회전 기능을 담당하기 때문에 식사를 하거나
물건을 옮기는 등 일상생활의 여러 곳에서 중요한 움직임을 담당한다.

주관절에 있는 3가지 관절면

주관절에는 상완척관절, 상완요관절, 근위요척관절(상요척관절)이라
는 3개의 관절면이 있으며 관절낭이 감싸고 있다.

그중 상완골과 척골 사이에서 생겨난 상완척관절은 주관절이 굽히
거나 펴는 행동에 관여하는 관절로, 관절의 모양에 따라 경첩관절(p.18
참조)로 분류한다. 또한 상완골과 요골 사이에서 자란 상완요관절은 주
관절이 굽히거나 펴는 행동 외에 아래팔 회전에 관여하는 관절로, 관절
의 모양에 따라 비구관절(p.18 참조)로 분류한다. 근위요척관절은 요골
과 척골 위쪽 부분 사이에서 형성된 관절로 아래팔의 회전운동에 관여
하는 중쇠관절(p.19 참조)로 분류한다.

주관절 운동을 안정적으로 유지시키는 것은 내측측부인대와 외측측
부인대이다. 내측측부인대는 앞부분섬유다발, 뒷부분섬유다발, 가로섬
유다발로 구성되어 있는데, 그중에서도 주관절의 안쪽의 안정성에 깊
이 관여하는 섬유다발이 강인한 앞부분섬유다발이다.

시험에 나오는 어구

주관절
상완골과 요골, 척골로 구
성된 관절을 말한다.

요골
2개의 전완골 중 엄지손
가락쪽에 있는 긴 뼈를 말
한다.

척골
2개의 전완골 중 새끼손
가락쪽에 있는 긴 뼈를 말
한다.

키워드

굽힘(굴곡)과 폄(이완)
굴곡은 신체를 굽히는 움
직임, 이완은 신체를 늘리
는 움직임을 말한다.

경첩관절
문이 끼우는 경첩과 같이
한쪽만 회전하는 관절을
말한다.

중쇠관절
한쪽 뼈 끝이 원기둥 모양
을 하고 있고 관절오목의
얕고 움푹 들어간 면에 끼
우는 일축성관절을 말한
다. 원기둥 모양의 뼈가 차
축처럼 회전한다. 몸쪽노
자관절이나 추관절이 이에
해당한다.

주관절에 속한 3개의 관절

주관절에는 관절낭으로 싸여 있는 상완척관절, 상완요관절, 근위요척관절이라는 3개의 관절이 있으며 각각 굽힘과 폄, 회전 기능을 담당한다.

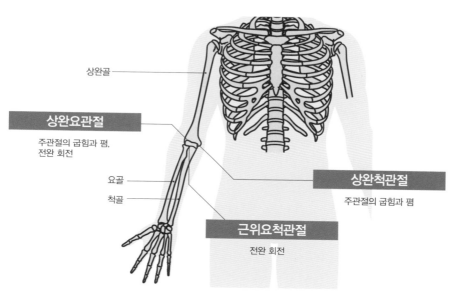

상완골

상완요관절

주관절의 굽힘과 폄,
전완 회전

요골

척골

상완척관절

주관절의 굽힘과 폄

근위요척관절

전완 회전

주관절의 인대

주관절의 안정성을 담당하는 인대가 내측측부인대와 외측측부인대이다. 내측측부인대 안에서 강인한 다발인 앞부분섬유다발은 주관절 안쪽의 안정을 담당하고 있다.

오른쪽 팔꿈치를 안쪽에서 보았을 때

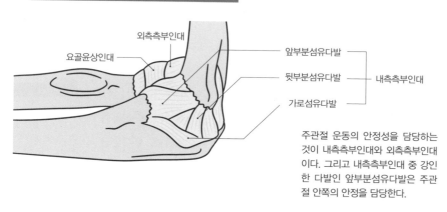

외측측부인대

요골윤상인대

앞부분섬유다발

뒷부분섬유다발 — 내측측부인대

가로섬유다발

주관절 운동의 안정성을 담당하는
것이 내측측부인대와 외측측부인대
이다. 그리고 내측측부인대 중 강인
한 다발인 앞부분섬유다발은 주관
절 안쪽의 안정을 담당한다.

주관절(근육)

- 신체 앞면근육은 굽힘, 뒷면근육은 폄을 담당한다.
- 알통을 만드는 상완이두근은 팔꿈치의 굽힘 동작을 담당한다.
- 요측수근굴근은 손관절의 굽힘과 전완 회내전 작용에 관여한다.

상완이두근은 2개의 근육으로 구성되어 있다

주관절의 앞면에는 상완이두근, 상완근, 상완요근이 있으며 팔꿈치를 굽히는 동작에 관여한다. 상완이두근은 상완이두근 긴갈래와 상완삼두근 짧은갈래로 이루어져 있다. 물건을 드는 동작을 취할 때 관여하며 회전근개(Rotator cuff)(p.42 참조)와 함께 어깨의 앞부분을 안정시킨다. 상완근육은 상완이두근 아래에 있는 근육으로, 상완골이 골절되었을 때 장애를 입기 쉽다고 한다.

한편, 주관절의 뒷면에는 상완삼두근이 있는데, 이 근육은 주로 팔꿈치의 폄 작용을 담당하고 있다. 상완삼두근은 주관절과 어깨관절의 폄 작용을 하는 상완삼두근 긴갈래, 주관절의 폄 작용을 하는 상완삼두근 바깥쪽갈래, 주관절의 폄 작용을 하는 상완삼두근 안쪽갈래로 구성되어 있다.

아래팔의 엎침과 뒤침을 담당하는 주관절근육

주관절에 붙어 있는 근육은 팔의 굽힘과 폄 동작 외에 물건을 들거나 아래팔을 안쪽으로 돌리는 회내전과 바깥쪽으로 돌리는 회외전 작용을 담당한다.

손가락과 손목을 굽히는 동작에는 상완골 안쪽에 자리 잡고 있는 요수근굴근, 척수근굴근, 장장근, 폄(신전)동작에는 팔꿈치 바깥쪽에 자리 잡고 있는 요수근신근, 척수근신근, 수지신전근이 작용한다. 요수근굴근은 손관절의 굽힘 동작이나 전완의 회내전 동작을 할 때 작용한다.

시험에 나오는 어구

상완이두근
흔히 팔의 알통을 만든다고 할 때 가리키는 근육을 말한다.

상완요근
아래팔 바깥쪽에 자리하고 근육으로, 팔꿈관절의 굽힘작용. 아래팔 뒤침 작용에 관여한다.

상완삼두근
팔꿈관절의 뒤쪽에 위치하고 근육으로, 팔꿈관절과 어깨관절을 펼 때 관여한다.

요수근굴근
상완골의 안쪽에 붙어 있는 근육으로, 손목의 굽힘과 노쪽굽힘(요골쪽으로 손목을 굽히는 동작) 작용을 할 때 관여한다.

척수근신근
팔꿈치의 바깥쪽에 있는 근육으로, 손목 폄과 자쪽굽힘(척골쪽으로 손목을 굽히는 동작)에 관여한다.

메모

회내전과 회외전
아래팔을 앞으로 내밀었을 때 손바닥이 아래로 향하게 하는 동작을 회외전. 손바닥이 위로 향하도록 비트는 동작을 회내전이라고 한다.

주관절의 주변에 있는 근육

손 주변에는 다양한 근육이 있으며 이 근육들이 관절을 움직이고 있다.

앞에서 보았을 때

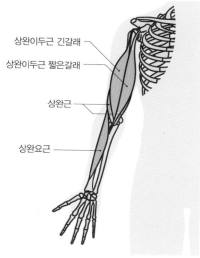

상완이두근 긴갈래
상완이두근 짧은갈래
상완근
상완요근

뒤에서 보았을 때

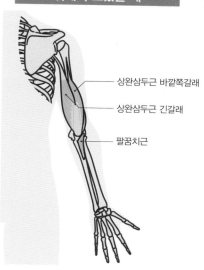

상완삼두근 바깥쪽갈래
상완삼두근 긴갈래
팔꿈치근

팔꿈치를 굽힐 때 볼 수 있는 근육의 움직임

팔꿈치를 굽히거나 필 때 근육은 다음과 같이 움직인다.

팔꿈치를 굽힐 때

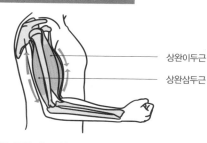

상완이두근
상완삼두근

팔꿈치를 굽힐 때는 상완이두근이 수축
하고 상완삼두근은 느슨해진다.

팔꿈치를 펼 때

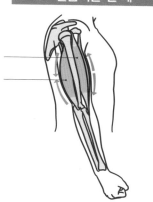

팔꿈치를 펼 때는 상완삼두근이 수축하
고 상완이두근이 느슨해진다.

손관절(뼈 · 관절)

- 전완골과 수근골로 구성되어 있다.
- 수근골은 8개의 뼈로 이루어져 있다.
- 주요 손관절은 수근관절과 중수근관절이다.

손관절은 척골과 요골, 수근골로 구성되어 있다

    손관절은 손목에 있는 관절을 말하며 전완골과 8개의 수근골로 구성되어 있다. 전완골은 팔꿈치에서 손목까지 이어진 뼈를 말하고 엄지손가락 쪽에 있는 요골과 새끼손가락 쪽에 있는 척골로 이루어져 있으며 손관절과 연결되어 있다.

    한편 수근골은 근위열(아래팔 쪽)과 원위열(손가락 쪽)로 나뉘고 그 중에서 근위열은 엄지손가락 쪽부터 주상골, 월상골, 삼각골, 두상골 순으로 놓여 있고 원위열에는 엄지손가락 쪽부터 대능형골, 소능형골, 유두골, 유구골이 있다.

중요한 역할을 하는 2가지 손관절

    손관절에는 수근관절, 중수관절, 원위요척관절, CM관절(손목손허리관절), 중수지관절, (근위·원위) 지절간관절 등이 있다.

    수근관절은 요골과 척골의 원위단(遠位端)과 수근골 근위열의 주상골, 월상골, 삼각골로 구성된 타원관절(p.18 참조)이다. 수근관절은 손관절을 손등쪽으로 굽히는 신전의 약 60%, 손바닥쪽으로 굽히는 굴곡의 약 40%를 담당하는 관절인데, 수근골 사이에는 관절원반이 있기 때문에 척골과 직접 닿아 있지는 않다.

    한편 중수근관절은 근위수근골과 원위수근골 사이에 있는 평편한 관절로, 근위수근골을 받치는 접시 역할로 원위수근골이 가동(可動)한다.

시험에 나오는 어구

수근골
손목에 있는 8개의 작은 뼈를 말하며 근위열에는 주상골, 월상골, 삼각골, 두상골, 원위열에는 대능형골, 소능형골, 유두골, 유구골이 있다.

수근관절
요골과 척골의 원위단 그리고 근위수근골이 있는 주상골, 월상골, 삼각골로로 구성된 관절을 말한다.

중수근관절
근위수근골과 원위수근골 사이에 있는 관절을 말한다.

손관절을 구성하는 뼈

손관절 중에서 손목을 굽힐 때 특히 중요한 것이 수근관절과 중수근관절이다. 그리고 관절을 구성하는 수근골은 다음과 같이 8개의 뼈로 이루어져 있다.

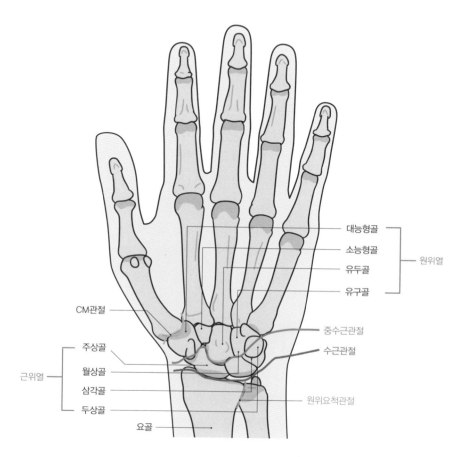

대능형골
소능형골
유두골
유구골
원위열

CM관절
중수근관절
수근관절

주상골
월상골
삼각골
두상골
근위열
원위요척관절
요골

COLUMN

손가락의 해부학적 명칭

일본에서는 손가락, 발가락을 말할 때 평소에 사용하는 명칭 이외에도 해부학적으로 부르는 명칭이 따로 있다. 해부학적인 명칭으로 엄지손가락은 무지(母指, 제1수지), 검지는 인지(示指, 제2수지), 중지는 그대로 중지(제3수지), 약지는 환지(環指, 제4수지), 새끼는 소지(小指, 제5수지)라고 한다. 발가락은 족지(足趾)라고 하며 명칭은 손가락과 같지만, 한자 '指' 대신 '趾'를 사용한다.

손가락(뼈·관절)

POINT

● 손가락에는 양손 모두 합쳐서 54개의 뼈가 모여 있다.
● 족지골은 근위지골, 중위지골, 원위지골로 이루어져 있다.
● 손가락관절은 타원관절과 경첩관절로 이루어져 있다.

손가락은 수근골, 지골, 중수골로 이루어져 있다

손가락은 사각뼈가 밀집한 수근골과 지골 그리고 얇고 긴 중수골을 모두 합쳐 27개의 뼈로 이루어져 있다. 즉, 몸 전체에 있는 206개의 뼈 중에서 양손을 합쳐 54개의 뼈가 손가락에 모여 있다는 말이다.

지골은 근위지골, 중위지골, 원위지골로 이루어져 있다. 각각의 명칭은 손바닥과 가까운 근위측부터 근위지골, 중간지골, 원위지골이라고 부르는데, 그중 엄지손가락만 중간지골 없이 2개의 뼈로 구성되어 있다. 수근골과 족지골 사이에 있는 얇고 긴 뼈를 '중수골'이라고 한다. 손목 쪽이 근위단(近位端), 손가락쪽이 원위단(遠位端)으로, 중수골은 엄지 쪽부터 차례대로 제1~5중수골이라고 부른다.

손가락동작을 담당하는 3개의 관절

손가락에는 중수골과 근위지골로 이루어진 제3관절인 MP관절(중수지관절), 근위지골과 중간지골로 이루어진 제2관절 PIP관절(근위지관절), 중간지골과 원위지골로 구성된 제1관절인 DIP관절(원위지관절)이 있다.

MP관절은 손가락관절을 굽히는 굽힘(굴곡)과 굽힌 손가락을 다시 펴는 폄(신전) 동작 외에 편 손가락을 벌리는 벌림(외전)과 벌린 손가락을 오므리는 모음(내전) 운동에 관여한다. 중수골 끝부분인 중수골머리에 볼록하게 나온 큰 관절면과 근위지골 앞부분에 오목한 작은 관절면을 가진 관절은 타원관절(p.18 참조), 굽힘 운동과 폄 운동이 불가능하고 굴곡 운동만 가능한 관절은 경첩관절(p.18 참조)이다.

📖 시험에 나오는 어구

중수골
수근골과 족지골 사이에 있는 가늘고 장골을 말한다.

원위지골
손가락 끝에 있는 뼈를 말한다.

중위지골
손가락 한가운데 있는 뼈를 말한다.

근위지골
손족지골 중 하나로, 중간지골과 중수골 사이에 있는 5개의 뼈를 말한다.

🔒 키워드

MP관절, PIP관절, DIP관절
손가락에 있는 3개의 관절이다. 관절들을 각각 분류해 보면 MP관절은 타원관절이고 PIP관절과 DIP관절은 일축성관절인 경첩관절이다.

✏️ 메모

벌림과 모음
벌림은 사지를 신체 한 가운데에서 떨어뜨려놓듯이 옆으로 움직이는 동작. 모음은 사지를 중앙에 가깝게 옆으로 움직이는 동작을 말한다.

손족지골과 관절

손가락은 수근골 및 족지골 그리고 중수골을 모두 합쳐 27개의 뼈로 이루어져 있다. 족지골은 근위지골, 중간지골, 원위지골로 이루어져 있고 모두 합쳐 54개의 뼈가 손가락에 밀집되어 있다. 참고로 엄지는 중간지골이 없으며 근위지골과 원위지골이 연결되어 있다.

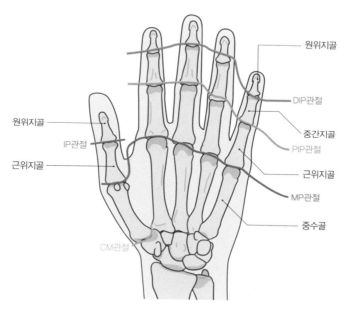

손가락의 주요 관절

인간의 손가락에 있는 주요 관절은 다음과 같다.

관절명	위치
DIP관절(원위지관절)	검지에서 새끼손가락까지의 제1관절
PIP관절(근위지관절)	검지에서 새끼손가락까지의 제2관절
IP관절(손족지골사이관절)	엄지손가락의 제1관절
MP관절(중수지관절)	검지에서 새끼손가락까지 제3관절과 엄지의 제2관절
CM관절(손목손허리관절)	엄지손가락 아래쪽에 있는 관절
수근골사이관절	몸쪽수근골과 먼쪽수근골 사이에 있는 관절
수근관절	전완골인 요골, 척골과 수근골 근위열로 구성된 관절

손관절·손가락(근육)

POINT

● 손가락에는 많은 근육이 붙어 있다.
● 아래팔 뒤쪽에는 수지신전근, 손 부분에는 뼈사이근과 벌레근이 붙어 있다.
● 손관절 운동에 관여하는 근육은 아래팔의 표층에 있다.

섬세한 움직임을 가능하게 만들어 주는 손가락 근육

손가락은 신체의 다른 부위보다 근육이 많이 붙어 있기 때문에 다양한 움직임이 가능하다. 검지손가락부터 새끼손가락까지 손가락 4개의 굽힘과 폄에 관여하는 근육은 아래팔이고, 손가락의 세세한 움직임을 담당하는 작은 근육은 손 부분에 붙어 있다.

팔꿈치부터 손목까지인 아래 바깥쪽 표면에 붙어 있는 수지신전근은 MP관절로, 검지부터 새끼손가락까지를 펼 수 있게 하고 손에 있는 충양근과 뼈사이근은 IP관절을 늘리면서 MP관절을 굽히게 한다(p.50 참조). 뼈사이근에는 손바닥 쪽에 있는 바닥쪽골간근과 손등 쪽에 있는 배측골간근이 있다.

아래팔에는 손관절을 움직이는 근육이 붙어 있다

손관절 운동에 충여하는 근육은 아래팔에 붙어 있다. 아래팔의 안쪽 표면층에는 굽힘에 관여하는 근육, 바깥쪽표면층에는 폄에 관여하는 근육이 분포되어 있다. 아래팔 안쪽의 표면층에 있는 손관절 굽힘에 관여하는 근육은 요수근굴근, 장장근, 척수근굴근이다. 요수근굴근은 손관절의 굴곡, 외전, 팔꿈치의 굴곡 작용을 보조하고 요수근굴근과 평행으로 놓인 장장근은 손관절을 굽히게 할 때 작동한다. 척수근굴근은 손관절의 굽힘 및 모음 작용에 작용한다. 한편, 아래팔 바깥쪽에는 손관절을 펴게 할 때 동작하는 척수근신근, 손관절의 폄, 벌림, 팔꿈치의 폄 작용을 보조하는 단요수근신근이 있다.

시험에 나오는 어구

수지신전근
아래팔뒷쪽의 표층근(superficial muscle)으로 손가락 폄에 크게 관여한다. MP관절에서 검지손가락부터 새끼손가락을 폄시킬때 작용한다.

뼈사이근, 충양근
손부분에 있는 근육으로 PIP관절을 폄시키거나 MP관절을 굽힘시키는 작용을 한다.

아래팔 · 손근육

아래팔 표면층에는 손관절과 손가락 운동에 관여하는 다양한 근육이 있다. 손에는 작은 근육이 많으며 손가락의 섬세한 움직임을 만들어 낸다.

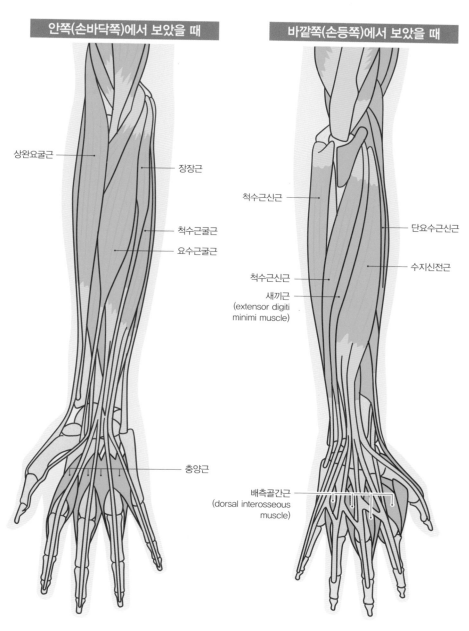

안쪽(손바닥쪽)에서 보았을 때

- 상완요굴근
- 장장근
- 척수근굴근
- 요수근굴근
- 충양근

바깥쪽(손등쪽)에서 보았을 때

- 척수근신근
- 단요수근신근
- 수지신전근
- 척수근신근
- 새끼근
(extensor digiti minimi muscle)
- 배측골간근
(dorsal interosseous muscle)

척추(뼈 · 관절)

- 척추골을 전문 용어로 '척추'라고 한다.
- 신체 지지와 운동 기능 신경 보호 등의 역할을 담당한다.
- 척추체와 척추후궁 사이에 생긴 척추관이라는 공간에 척수가 지나고 있다.

척추는 신체를 지지하는 기둥

척추는 인간의 신체를 지지하여 자세를 유지하는 중요한 역할을 맡고 있다. 척추는 척추골이라고 부르는 뼈가 겹쳐진 구조를 띠고 있다. 제일 위에서부터 7개의 척추뼈를 경추, 경추 아래쪽 12개의 척추뼈를 흉추라고 하며 등뼈 아래부터 5개의 뼈를 요추라고 한다. 또한 허리뼈는 천골과 치골로 이어지고 있다. 척추는 앞에서 보면 곧게 뻗어 있지만, 옆에서 보았을 때는 완만한 S자 모양의 커브를 그리고 있는데, 이 커브를 정렬(alignment)이라고 부른다.

척추가 신경을 보호한다

척추는 신체를 지지하는 역할 외에도 운동 기능과 신경을 보호하는 중요한 역할을 담당한다. 또한 척추뼈는 복부 쪽(앞부분)에 있는 원기둥 모양의 척추체와 등 쪽에(뒷부분)에 있는 척추후궁으로 구성되어 있다. 고리 형태를 띤 척추후궁에는 상관절돌기, 하관절돌기, 극돌기와 같은 관절이 있으며 척추체와 척추후궁 사이에 있는 척추관이라는 공간 속에 척수가 지나고 있다. 척추뼈와 척추뼈를 연결하는 조직은 추간판과 후관절 그리고 인대이다. 그리고 그 중심부에는 젤 모양의 수핵(nucleus pulposus)이 있고 그 주변을 섬유 모양의 조직인 섬유륜이 둘러싸고 있다. 또한 인대도 척추를 지탱하는 조직 중 하나인데, 척추뼈몸통 앞면에는 전방종인대, 뒷면에는 후방종인대가 주행(走行)하고 있으며 척추의 안정을 유지하고 있다.

시험에 나오는 어구

척추뼈
척추를 구성하는 뼈 중 하나를 말한다.

흉추
척추(spine)의 일부분으로 제1 흉추부터 제12흉추까지 모두 12개의 척추뼈로 이루어져 있다.

요추
척추의 일부분으로 제1 요추부터 5요추까지 모두 5개의 요추로 구성되었다.

전방종인대
척수 앞면에 위치한 인대를 말한다.

후방종인대
척수 뒤쪽에 위치한 인대를 말한다.

척추관
척추에 있는 관 모양의 공간(cavity)을 말한다.

척추체
척추뼈 앞쪽에 있는 뼈 중 복부 쪽에 있는 기둥 모양의 뼈를 말한다.

키워드

정렬(alignment)
등뼈의 형태와 배열을 의미한다.

척추의 해부

척추는 경추, 흉추, 요추와 이어지는 천골과 꼬리뼈로 구성되어 있다. 경추는 7개의 척추뼈, 흉추는 12개의 척추뼈, 요추는 5개의 척추골로 구성되어 있다.

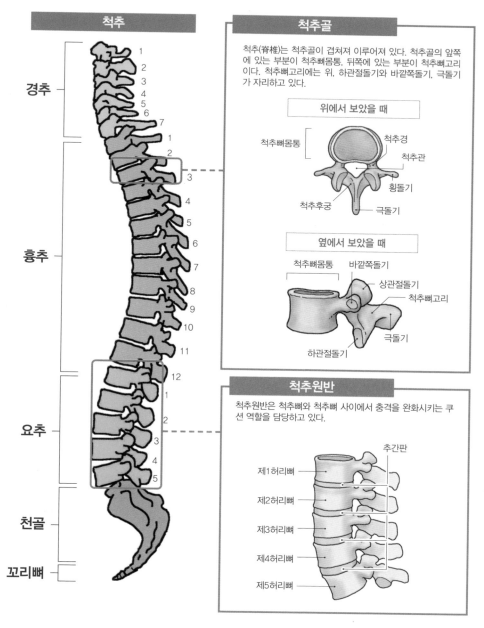

척추

경추
1
2
3
4
5
6
7

흉추
1
2
3
4
5
6
7
8
9
10
11
12

요추
1
2
3
4
5

천골

꼬리뼈

척추골

척추(脊椎)는 척추골이 겹쳐져 이루어져 있다. 척추골의 앞쪽에 있는 부분이 척추뼈몸통, 뒤쪽에 있는 부분이 척추뼈고리이다. 척추뼈고리에는 위, 하관절돌기와 바깥쪽돌기, 극돌기가 자리하고 있다.

위에서 보았을 때

척추뼈몸통
척추경
척추관
횡돌기
척추후궁
극돌기

옆에서 보았을 때

척추뼈몸통
바깥쪽돌기
상관절돌기
척추뼈고리
극돌기
하관절돌기

척추원반

척추원반은 척추뼈와 척추뼈 사이에서 충격을 완화시키는 쿠션 역할을 담당하고 있다.

추간판
제1허리뼈
제2허리뼈
제3허리뼈
제4허리뼈
제5허리뼈

척추(근육)

POINT

● 복부근육무리와 척추신전근무리는 척추를 움직이는 중요한 근육이다.
● 척추신전근은 몸통(体幹)을 곧게 유지하는 역할을 한다.
● 척추의 움직임은 앞,뒤로 굽히거나 좌우로 굽히고 회전(回旋)하면서 발생한다.

복부근육무리는 척추를 움직이는 주요 근육이다

척추에 붙은 근육 중 하나를 복부근육(무리)이라 하고 복횡근, 복직근, 내복사근, 외복사근이 있다. 그리고 이들은 척추를 움직이는 주요 운동근(主動筋)이라고 알려져 있다. 복횡근은 주요 4개의 근육 중에서도 몸의 가장 깊은 곳에 자리한 근육으로, 복부를 감싸는 모양을 하고 있다. 그리고 갈비뼈부터 골반 앞면까지 주행(走行)하는 근육으로, 허리뼈(腰椎)를 굽히거나 늘리고 측굴을 시키거나 골반 후만시킬 때 작용하며 허리를 뒤로 젖힐 때 복부를 안정시키는 작용을 한다.

내복사근은 복횡근과 마찬가지로 배를 감싸는 모양으로 붙어 있고 허리뼈의 굽힘과 폄, 회전 등의 움직임을 담당한다. 외복사근은 옆구리 표층에 넓게 펼쳐진 근육으로, 내복사근을 가리다시피 붙어 있다. 외복사근은 허리뼈를 굽힘, 측굴, 회전시킬 때 움직인다.

척추신전근은 극근, 최장근, 장늑근으로 이루어져 있다

척추에 있는 신전근으로 잘 알려진 근육이 바로 척추신전근이다. 척추와 가장 가까운 극근, 한 가운데 있는 최장근, 바깥 부분에 있는 장늑근으로 이루어져 있으며 곧은 몸통을 유지하는 역할을 한다. 몸을 크게 늘이거나 척추를 펼 때는 바깥쪽에 붙어 있는 최장근과 장늑근보다 척추뼈 가까이에 붙어 있는 신전근을 통해 움직인다. 또한 신체를 옆으로 굽히는 등 척추 측굴을 시킬 때는 척추뼈 쪽에 있는 폄근보다 외부에 있는 장늑근과 최장근을 움직인다.

시험에 나오는 어구

주요 운동근
깊숙한 곳에 있으며 근육 섬유가 수평으로 뻗어 있는 근육을 말한다.

복직근
갈비뼈에서 골반 앞부분까지 주행하는 근육을 말한다.

내복사근
갈비뼈에서 골반까지 주행하는 근육을 말한다.

외복사근
옆구리 표층에 자리하며 갈비뼈에서 골반까지 주행하는 근육이다.

척추신전근
몸통을 유지하는 역할을 하는 신전근으로, 가시근, 가장긴근, 장늑근으로 구성되어 있다.

🔑 키워드

후만(retroversion)
신체가 뒤쪽을 향해 기울어진 상태를 말한다.

복부근육의 종류

척추를 움직이는 주요 운동근인 복근무리는 다음과 같이 4개 근육으로 구성되어 있다.

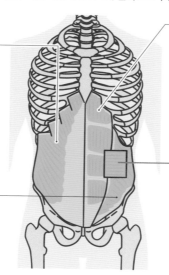

외복사근

옆구리 부분에 있으며 내복사근을 감싸는 모양으로 자리하고 있다. 요추를 굽힘, 폄, 회전시킬 때 작용한다.

복직근

늑골부터 골반 전면까지 주행하는 근육으로, 요추를 굽힘, 폄시키거나 골반을 후만시킬 때 작용한다.

복횡근

복근무리 중 가장 깊숙한 곳에 있으면서 복부를 에워싸는 모양으로 붙어 있는 근육이다. 배를 들이마시거나 숨을 뱉을 때 작용한다.

내복사근

복부를 감싸는 모양으로 붙어 있는 근육으로, 요추를 굽힘, 폄, 회전시킬 때 작용한다.

척추신전근의 종류

척추에 있는 신전근은 극근, 최장근, 장늑근으로 구성되어 있다.

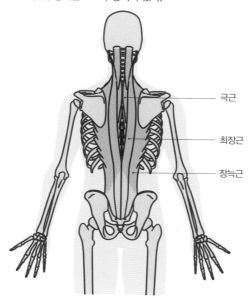

극근

최장근

장늑근

흉곽(뼈·관절)

POINT

- 흉추, 늑골, 흉골로 구성된 가마 모양의 골격이다.
- 폐나 심장같이 중요한 기관을 지키고 있다.
- 호흡 운동에 관여한다.

흉곽은 3개의 부위로 나뉜다

척추의 흉곽은 척추의 일부분인 흉추, 12대의 뼈가 있는 늑골, 앞가슴
부분에 납작한 흉골로 이루어진 바구니 모양의 골격을 말하며 가슴 안
쪽 공간은 가슴안(흉강)이라고 한다. 흉추는 경추와 이어진 척추의 일부
분으로, 척추뼈라고 부르는 12개의 뼈로 구성되어 있다.

뒤쪽으로 굽은 후만(後彎) 형태를 띠고 있으며 12대의 늑골이 연결되
어 있기 때문에 움직임이 적은 것이 특징이다. 흉골은 가슴 앞면에 있
는 전흉부(前胸部)부터 늑골까지 연결되어 있는 뼈를 말하며 위에서부
터 흉골자루, 흉골체, 칼돌기라는 부위로 구분되어 있다. 흉골자루는 쇄
골과 제1늑골, 제2늑골과 이어져 있고, 납작한 모양을 한 흉골체는 제
2~7늑골과 연결되어 있다.

흉골과 척추뼈를 잇는 늑골

늑골은 좌우 12대가 있고 전흉부는 흉골과 연결된 흉늑골관절, 등쪽
은 흉추와 연결하여 늑골척추관절을 형성한다. 전흉부부터 등쪽까지 형
성된 가슴안(흉강)이 감싸듯 폐와 심장, 복강 내 간, 신장 등이 보호되
고 있다. 늑골은 제1늑골부터 제7늑골까지를 진성 늑골이라고 하고 늑
골연골을 따라 늑골과 연결하고 있으며 흉곽을 지탱함과 동시에 유연
하게 움직이도록 도와준다. 또한 제8늑골부터 제12늑골까지는 가성 늑
골이라고 하는데, 늑골연골을 따라 간접적으로 쇄골과 연결되어 있다.
제11늑골과 제12늑골은 쇄골과 연결되어 있지 않기 때문에 부유 늑골
이라고도 부른다.

시험에 나오는 어구

흉곽
흉추, 늑골, 흉골로 구성
된 가슴부 외곽에 형성된
바구니 모양의 골격을 말
한다.

늑골
좌우 12대인 가슴부의 뼈
를 말한다.

흉골
전흉부에서 늑골까지 연
결된 뼈를 말한다.

가슴안
흉추, 늑골, 흉골로 구성
된 바구니 모양의 골격
속 공간을 말한다.

흉늑골관절
갈비뼈 앞부분에서 갈비
뼈와 연결된 관절을 말한
다.

늑골척추관절
갈비뼈 뒷부분에서 흉추
와 연결된 관절을 말한다.

흉곽의 구조

흉곽은 흉추, 늑골, 흉골로 구성된 가슴부 외곽을 이루는 바구니 모양의 골격이다.

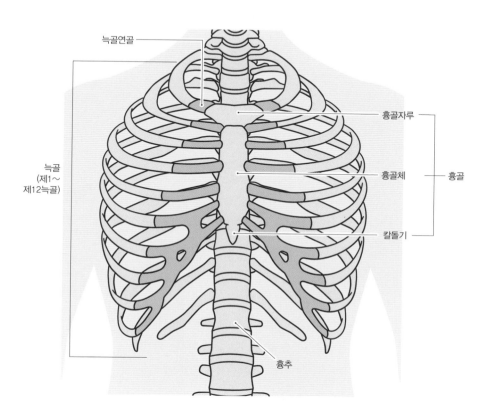

늑골연골

흉골자루

흉골체 ─ 흉골

늑골
(제1~
제12늑골)

칼돌기

흉추

COLUMN **흉곽과 호흡**

    흉곽은 장기를 보호하는 이미지를 갖고 있지만, 실제로는 호흡 운동의 중요한 역할을 맡고 있다. 폐는 호흡할 때 폐 스스로 확장하거나 수축할 수 없기 때문에 흉곽을 통해 확장, 수축한다. 공기를 들이마실 때 흉곽(폐)은 확장하고 공기를 뱉을 때는 수축한다. 이처럼 흉곽의 부피가 변하면서 호흡이 이루어지고 정신적으로 영향을 받기 쉽다. 호흡이 얕아지거나 긴장 불안으로 인해 호흡이 흐트러지기 쉽다. 호흡이 얕다고 느낄 때는 흉곽의 주위에 있는 호흡 근육을 풀어 주는 스트레칭을 하는 것이 좋다.

흉곽(근육)

POINT
- 폐와 같은 장기를 보호하는 역할 외에 호흡 운동에도 관여한다.
- 호흡은 흉곽의 움직임에 따라 이루어진다.
- 호흡 운동에는 횡격막과 외늑간근이 관여한다.

들숨 때 확장하고, 날숨 때 수축한다

흉곽은 가슴외곽을 만드는 바구니 모양의 골격을 말하며 흉추, 흉골, 늑골로 구성되어 있다. 흉곽은 장기를 보호하는 역할 외에도 생명 유지에 꼭 필요한 호흡 운동에도 관여한다.

호흡을 할 때 공기를 흡입하는 장기는 폐인데, 이곳은 근육이 없어서 자력으로 수축, 확장하기 어렵다. 그래서 흉곽의 움직임에 따라 호흡이 이루어지고 있다. 공기를 들이마실 때는 흉곽과 폐가 확장하고 공기를 내뱉을 때는 수축한다.

호흡 할 때 활동하는 호흡 근육

호흡 운동 중에서도 흉곽의 폄과 수축을 주로 담당하는 것이 가로막과 외늑간근이다. 안정을 취하고 있을 때 공기를 들이마시면 횡격막이 수축하는데, 운동 시에는 횡격막 외에도 외늑간근과 흉쇄유돌기근, 목갈비근이 활동한다. 또한 횡격막이 수축하여 아래쪽으로 내려가면 복강내압의 음압이 낮아지고 폐가 확장하여 공기가 폐 안으로 유입된다. 한편 공기를 내뱉을 때는 내려간 횡격막이 이완하면서 원래 위치로 돌아오게 되는데, 횡격막이 상승함으로 인해 흉곽가 좁아지면서 폐가 수축한다. 그리고 이때 폐는 탄성반동으로 인해 공기를 폐에서 밀어 내게 된다. 또한 운동 시에는 내늑간근과 내복사근, 외복사근이 활동한다(p.56 참조). 이와 같이 호흡 운동에 관여하는 근육들을 통틀어 호흡근이라고 한다.

시험에 나오는 어구

외늑간근
갈비뼈 사이에 있는 근육을 말하며 수축할 때는 흉곽가 확장하고 이완할 때는 흉곽이 좁아지면서 공기가 배출된다.

키워드

탄성반동(彈性反縮力, elastic recoil)
폐가 스스로 수축하는 힘을 말한다.

메모

횡격막과 딸꾹질
횡격막은 가슴 안(흉강)과 배 안(복강)의 경계에 있는 막 형태의 근육으로, 이 막이 경련을 일으키며 공기가 지나는 통로인 성대가 좁아지면서 딸꾹질이 생긴다. 딸꾹질이 발생하는 원인은 명확하지 않지만 보통 몇 분 안에 자연스럽게 치유된다.

흉곽과 호흡근

흉곽은 심장과 폐와 같은 장기를 보호하는 역할 외에 호흡 운동에도 관여하고 있다. 호흡할 때 활동하는 근육은 다음과 같은 호흡근이다.

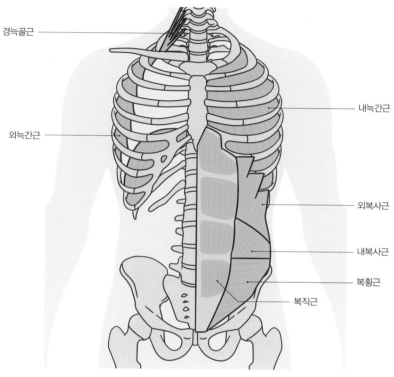

경늑골근
외늑간근
내늑간근
외복사근
내복사근
복횡근
복직근

호흡 시 흉곽과 근육의 움직임

들숨 때

횡격막과 외늑간근이 수축한다.

흉곽이 확장한다.

배 안(腹腔)의 압력이 떨어진다.

폐에 공기가 유입된다.

날숨 때

횡격막과 외늑간근이 이완한다.

배 안의 압력이 상승한다.

압력 상승과 폐의 탄성반동으로 폐의 공기가 배출된다.

엉덩관절(뼈 · 관절)

POINT

● 골반과 대퇴골로 구성된 비구관절이다.
● 대퇴골경부(femoral neck)는 고령자가 넘어졌을 때 골절되기 쉽다.
● 안정성이 있고 어긋나기 어려운 관절이다.

몸통과 다리를 연결하고 체중을 지탱한다

엉덩관절은 골반과 대퇴골(femur)로 구성된 관절로, 몸통과 다리를 이어 주며 체중을 견디게 해 준다. 골반은 관골, 천골, 미골로 구성되어 있고 볼기뼈는 장골, 좌골, 치골로 구성되어 있다.

이 뼈들은 10세 후반 때까지는 연골을 통해 이어지지만, 그 후에는 뼈끼리 결합되어 하나의 뼈가 된다. 골반은 남성과 여성의 형태가 다르고 여성은 골반입구가 원형 또는 측면에 긴 타원형인 반면, 남성은 하트 모양을 띠고 있다. 또한 대퇴골 끝에는 대퇴골두라고 불리는 동그란 뼈가 있는데, 이 뼈는 고령자가 넘어졌을 경우에 대퇴골경부골절(p.118 참조)을 일으키기 쉬운 뼈로 알려져 있다.

엉덩관절에는 큰 부담이 된다

엉덩관절은 비구(절구)가 대퇴골두의 2/3 정도 뒤덮고 있기 때문에 탈골되기 어렵고 안정적인 비구관절(p.18 참조)이다. 가동 범위가 넓고 펴거나 비틀거나 돌리거나 하는 등 자유롭게 움직일 수 있다. 어깨관절도 같은 구조이지만, 체중을 견딜 필요가 없기 때문에 엉덩관절처럼 안정적이지는 못하다. 뼈가 만나는 대퇴골두와 비구(절구)의 표면은 관절연골로 덮여 있으며 그 주변은 활액(관절액)이라 부르는 윤활액이 채워져 있다. 또한 엉덩관절은 몸을 견디는 것 외에도 계단을 오르거나 점프하는 등 다양한 움직임을 진행하고 보행 시에는 계단 오르내릴 때 체중의 2~3배의 힘이 가해진다고도 한다.

시험에 나오는 어구

골반
관골, 천골, 미골로 구성된 요추를 말한다.

대퇴골
다리 밑에서 무릎까지 넓적다리에 있는 뼈로 인체에서 가장 긴 뼈이기도 하다.

대퇴골두
대퇴골 끝에 있는 둥근 모양의 뼈를 말한다.

비구(구개)
관골(요추) 엉덩관절 부분에 움푹 들어간 곳으로, 대퇴골두가 맞춰지는 부분이다.

골반의 구조

골반은 관골, 천골, 미골로 구성되며 관골은 다시 장골, 좌골, 치골로 구성된다. 이들 뼈는 사춘기 무렵까지는 연골로 결합되지만, 성인 이후에는 하나의 뼈가 된다. 남성과 여성은 골반의 형상이 달라서 남성은 하트 모양, 여성은 타원형의 형태를 띠고 있다(다음 그림은 남성의 골반이다).

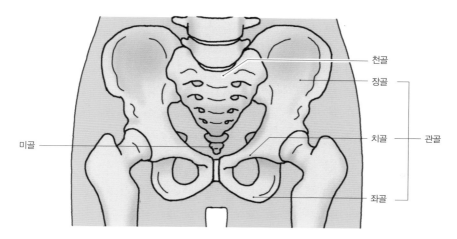

천골

장골

미골

치골 ┐
     │ 관골
좌골 ┘

엉덩관절의 구조

엉덩관절은 골반과 대퇴골로 구성된 비구관절로, 늘리거나 비틀고 돌리는 등 자유롭게 움직일 수 있는 관절이다. 동그란 모양의 대퇴골두의 2/3 정도가 비구로 덮여 있어 잘 빠지지 않고 안정적이다.

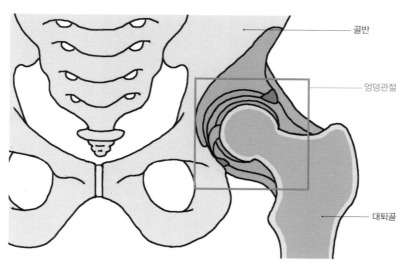

골반

엉덩관절

대퇴골

뼈 · 관절 · 근육 · 신경의 구조

엉덩관절(근육)

POINT

- 굴곡과 신전, 외전과 내전, 외회전과 내회전 6가지 움직임을 담당한다.
- 엉덩관절에는 23개의 근육이 모여 있다.
- 보행 시에는 중간 둔부 근육이 신체 중심을 맞춰 준다.

엉덩관절의 6가지 동작

엉덩관절에는 대둔근과 봉공근과 같이 23개의 근육이 붙어 있으며, 굴곡과 신전, 외전과 내전, 외회전과 내회전이라는 6가지 동작을 하고 있다. 대둔근은 넓적다리뒤부위의 표면에 있는 큰 근육으로, 엉덩이 부위를 형성하고 있고 엉덩관절이 신전, 외회전 및 내전 동작을 할 때 보조한다. 봉공근은 엉덩관절의 굴곡과 외회전, 무릎관절을 굴곡할 때 동작한다.

3가지 근육으로 구성된 햄스트링

넓적다리뒤부위에 있는 근육은 중간 둔부 근육이라고 한다. 봉공근 아래층에 위치하며 골반에서 대퇴골까지 이어지는 큰 근육으로, 엉덩관절의 외회전 기능을 담당한다.

이와 마찬가지로 햄스트링은 넓적다리 뒤 부위에 있는 근육으로, 대퇴이두근, 반건양근, 반막양근으로 구성된 근육의 총칭이다. 햄스트링은 주로 엉덩관절의 신전 동작을 담당하는 신전 근육군 중 하나이며, 대퇴부 앞부위에 있는 대퇴사두근의 대항근(p.14 참조)으로 작용한다. 반건양근은 넓적다리뒤부위 안쪽에 자리하며 엉덩관절의 신전, 내전, 굴곡과 같은 기능을 담당하는 근육이다. 반막양근은 반건양근을 덮고 있으며 반막양근과 같은 기능을 한다. 대퇴이두근은 넓적다리뒤부위 바깥쪽에 위치한 근육으로, 엉덩관절의 굴곡과 신전, 외회전과 같은 기능을 담당한다.

 시험에 나오는 어구

대둔근
넓다리뒤부위 표면에 있는 근육으로, 엉덩관절의 폄과 외회전, 모음 동작을 보조한다.

봉공근
엉덩관절의 굽힘과 외회전, 무릎관절의 굴곡작용을 담당하는 근육으로, 인체 중에서 가장 긴 끈 모양을 하고 있다. 또한 책상다리를 할 때 사용하는 근육이기도 하다. 옛날에 군대에서 바느질을 담당하던 사람(재봉사)이 책상다리로 일을 한다는 의미를 가진 일본어 봉공(縫工)에서 봉공근이라는 명칭이 붙었다고 한다.

햄스트링
대퇴이두근, 반건양근, 반막양근으로 구성된 근육의 총칭으로, 주로 엉덩관절의 신전이나 굴곡을 담당한다.

 메모

외회전과 내회전
위팔과 다리를 뼈의 장축을 중심으로 비트는 움직임을 '회전(回旋)'이라고 하고 안쪽으로 회전시키는 것을 내회전, 바깥쪽으로 회전시키는 것을 외회전이라 한다.

엉덩관절 주변 근육

엉덩관절에는 23개의 근육이 자리하고 있으며 관절 중에서 가장 많은 근육이 결합된 부위이기도 하다. 대둔근은 엉덩이 부위를 형성하는 근육으로, 중간 둔부 근육은 서 있을 때나 보행을 할 때 신체 균형을 잡아 주는 기능을 한다. 햄스트링은 대퇴이두근, 반건양근, 반막양근의 총칭이다.

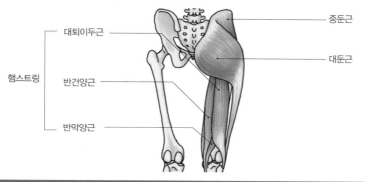

엉덩관절의 6가지 동작과 관련 근육

엉덩관절은 굴곡과 신전, 외전과 내전, 외회전과 내회전 등 6가지 동작을 담당한다.

동작	근육
굴곡(다리를 앞쪽으로 올리는 동작)	대요근, 장골근, 봉공근, 대퇴직근, 치골근
신전(다리를 뒤쪽으로 올리는 동작)	대둔근, 반건양근, 반막양근, 대퇴이두근
외전(다리를 바깥쪽으로 벌리는 동작)	중둔근, 소둔근, 대퇴근막장근
내전(다리를 안쪽으로 닫는 동작)	대내전근, 단내전근, 장내전근, 박근, 외폐쇄근
외회전 (다리를 바깥쪽으로 돌리는 동작)	이상근, 내폐쇄근, 상쌍자근, 하쌍자근, 대퇴방형근, 대둔근, 중둔근, 소둔근
내회전(다리를 안쪽으로 돌리는 동작)	소둔근, 대퇴근막장근

Athletics Column

근육 트레이닝과 햄스트링

　　근육 트레이닝을 할 때 허벅지 뒤쪽에 있는 햄스트링을 단련하는 사람이 많다. 햄스트링은 대퇴이두근, 반건양근, 반막양근으로 구성된 근육의 총칭으로, 걷거나 달릴 때 신체를 도와주는 기능을 하며 단련하면 운동을 할 때 몸이 움직이기 쉬워지는 효과가 있다.

무릎관절(뼈·관절)

POINT

- 대퇴골, 경골, 슬개골 등 3개의 뼈로 구성되었다.
- 무릎에는 대퇴경골관절과 대퇴슬개관절이 있다.
- 무릎관절은 인대와 반월연골판으로 안정화된다.

무릎관절은 신체에서 가장 큰 관절이다

무릎관절은 인체에서 가장 큰 관절로, 대퇴골, 경골, 슬개골로 구성된 경첩관절(p.18 참조)이다. 경골 바깥 부분에는 무릎관절과 직접 닿지 않는 비골이 있고 무릎에는 대퇴경골관절과 대퇴슬개관절이라는 2가지 관절이 있다.

무릎관절을 형성하는 경골의 관절면은 평평한 모양을 하고 있고 그 위를 동그란 모양의 대퇴골의 골단(骨端)이 움직이는데, 이로 인해 무릎을 접었다 펼 수 있게 되는 것이다. 구조적으로는 불안정한 무릎관절이기 때문에 외측측부인대, 내측측부인대, 전방십자인대, 후방십자인대가 움직임을 지탱하고 있다. 대퇴골 바깥쪽에서 비골 쪽으로 뻗은 외측측부인대와 대퇴골 안쪽에서 경골 위쪽으로 뻗은 내측측부인대는 옆에서 가해지는 힘에 대해 무릎을 안정시키는 역할을 한다. 한편, 경골 앞부분에서 대퇴골 뒷부분으로 뻗은 전방십자인대와 경골 뒷부분에서 대퇴골 앞부분으로 뻗은 후방십자인대는 관절 내에서 교차하며 함께 무릎 앞뒤를 안정시키는 역할을 한다.

반월판은 노화로 인해 장애가 생기기 쉽다

무릎관절의 관절낭 안에 있으며 뼈끼리 생기는 충격을 완화시키는 쿠션 역할과 무릎관절의 안정화를 담당하는 판막이 반월연골판이다. 반월연골판은 초승달 모양의 섬유연골로 무릎관절 안쪽에 있는 내측반월상연골판과 바깥쪽에 있는 외측반월상연골판이 한 쌍으로 작용한다. 또한 반월연골판은 신체가 노화하면서 변성을 일으키기 쉽다는 특징이 있다.

시험에 나오는 어구

무릎관절
대퇴골, 경골, 슬개골로 구성된 관절로 대퇴경골관절이라고도 한다.

경골
하퇴(종아리) 안쪽에 있는 뼈로, 내과(내과뼈)를 이룬다.

슬개골
무릎관절의 앞 방향에 있는 둥근 뼈를 말하며 일반적으로 '무릎에 있는 접시'라고 불린다.

비골
2개의 하퇴(종아리)뼈 중에서 바깥쪽에 있는 뼈를 말한다. 외과(외과뼈)를 이룬다.

반월연골판
무릎관절의 관절낭에 있는 초승달 모양의 연골을 말한다. 무릎관절을 안정화시키고 충격을 흡수한다.

무릎관절 뼈

무릎관절은 대퇴골, 경골, 슬개골로 구성된 관절이다. 관절은 체중의 부하가 걸리기 때문에 인대와 반원판을 통해 안정화되고 있다. 인대는 무릎의 앞뒤 그리고 옆에서 발생하는 스트레스를 막아 준다.

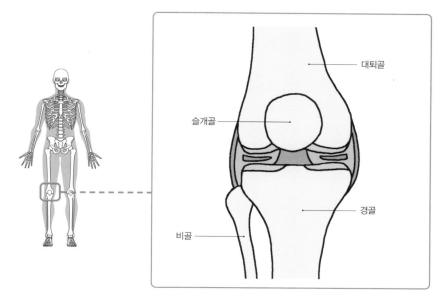

반월판의 구조

반월연골판은 다음과 같은 구조를 띠고 있다.

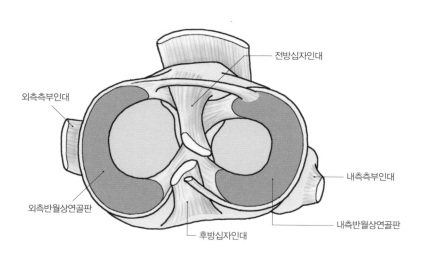

무릎관절(근육)

- 대퇴 부분의 근육은 무릎관절 이외에 엉덩관절의 가동 범위에도 관여한다.
- 신전은 대퇴전면, 굴곡은 대퇴후면 근육이 담당한다.
- 햄스트링과 대퇴사두근은 서로 길항하여 작용한다.

무릎관절을 움직이는 넙다리 부분의 근육

무릎관절은 허벅지뼈인 대퇴골, 하퇴(종아리)뼈를 말하는 경골, 이른
바 '무릎에 있는 접시'라고도 불리는 슬개골로 구성된, 인체에서 가장 큰
관절이다. 무릎관절은 구조적으로는 불안정하지만, 인대 등의 도움으로
안정성이 유지되기 때문에 무릎을 펴거나 굽힐 수 있다.

무릎관절의 대부분은 대퇴골부분에 있는 근육으로 인해 움직일 수 있
는데, 이 근육들은 무릎뿐만 아니라 엉덩관절의 움직임에도 관여한다.

햄스트링은 대퇴사두근의 길항근이다

대퇴골에는 무릎관절을 신전, 굴곡 작용하는 근육이 붙어 있다. 신전
작용을 시킬 때 관여하는 근육은 대퇴골의 앞쪽, 굴곡 작용하는 근육은
대퇴골의 뒤쪽에 위치한다.

신전 작용과 관련된 근육이면서 동시에 중요한 역할을 하는 주동근
이 바로 대퇴사두근이다. 대퇴사두근은 이름 그대로 대퇴직근, 비측광
근, 경측광근, 중간광근으로 구성되어 있다. 그중에서 비측광근, 경측
광근, 중간광근은 무릎관절에만 붙어 있지만 대퇴직근은 무릎관절과
엉덩관절 모두에 붙어 있는 이관절근(two joint muscle)이다. 한편 굽힘
작용을 시킬 때 움직이는 주동근이 넙다리 뒤쪽에 있는 햄스트링으로,
대퇴이두근, 반건양근, 반막양근으로 이루어져 있다. 대퇴사두근과 길
항하여 작용하는 길항근(p14 참조)인 햄스트링은 무릎관절의 굴곡 작용
뿐 아니라 신전 작용도 담당하고 있다.

🔒 **키워드**

이관절근
두관절에 걸친 걸친 힘줄
로, 대퇴사두근 중에서 대
퇴직근만이 이관절근이
다.

✏️ **메모**

주동근과 길항근
어떤 동작을 할 때 주로
일하는 힘줄을 주동근이
라고 한다. 힘줄은 길항근
이라고 한다. 예를 들어
대퇴골을 선전시킬 일하
는 주동근은 대퇴사두근
이고 길항근은 햄스트링
이 된다.

대퇴사두근의 위치

무릎관절을 펼 때 작용하는 주동근은 대퇴골 앞쪽에 있는 대퇴사두근으로, 대퇴직근, 비측광근, 경측광근, 중간광근으로 구성되어 있다.

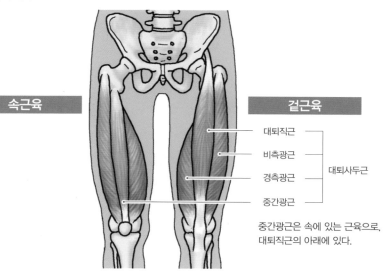

속근육

겉근육

대퇴직근
비측광근
경측광근 ┐ 대퇴사두근
중간광근 ┘

중간광근은 속에 있는 근육으로, 대퇴직근의 아래에 있다.

대퇴사두근과 햄스트링

대퇴사두근과 햄스트링은 서로 반대 방향으로 움직이는 길항근이다.

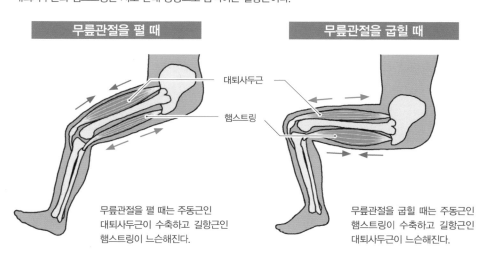

무릎관절을 펼 때

대퇴사두근
햄스트링

무릎관절을 펼 때는 주동근인 대퇴사두근이 수축하고 길항근인 햄스트링이 느슨해진다.

무릎관절을 굽힐 때

무릎관절을 굽힐 때는 주동근인 햄스트링이 수축하고 길항근인 대퇴사두근이 느슨해진다.

발목관절(뼈·관절)

POINT

- 경골, 비골, 거골로 구성되어 있다.
- 발목에는 발목관절과 거골하관절이 있다.
- 종골의 뒷부분에는 아킬레스힘줄이 있다.

발목관절에 있는 2개의 관절

발목관절은 말 그대로 발목에 있는 관절을 말하며 정식 명칭은 거퇴관절이다. 하퇴(종아리)에 있는 경골과 비골이라 부르는 2개의 뼈와 거골로 구성되어 있다. 거퇴관절은 경골이 움푹 들어간 곳에 거골이 끼는 나선관절의 구조로 이루어져 있으며 안정성이 높다. 일반적으로 발목관절이라고 하면 거퇴관절을 가리키지만, 발목에는 거골과 종골로 구성된 하나의 관절인 거골하관절이 있다.

발목관절을 형성하는 경골, 비골, 거골

거퇴관절을 구성하는 경골은 하퇴 안쪽에 있는 굵은 뼈로, 체중을 지탱해 준다. 따라서 경골에 장애가 생기면 서거나 보행이 어려워진다. 또한 발목 근처에 있는 관절융기 부위는 내과(내과뼈)라고 부른다.

비골은 하퇴 바깥쪽에 있는 가는 뼈로, 보행 시 충격을 완화시키고 다리 관절을 다양한 방향으로 움직이게 한다. 발목 근처에 있는 다른 관절융기 부위는 외과(외과뼈)라고 부르며 거골은 하퇴와 다리를 연결하고 있는 뼈로, 근육이 붙어 있지 않은 보기 드문 뼈이다. 참고로 거골 아래에는 종골이 있다.

거골하관절을 형성하는 거골은 다리 중에서 가장 크고 강한 뼈로, 아킬레스힘줄이 붙어 있다. 거골과 종골은 걸어다닐 때 균형을 잡거나 지면을 발로 밟아 찰 때 움직인다. 또한 이들 뼈가 작용함으로 인해 다리 관절은 서거나 걷거나 충격을 흡수하는 역할을 할 수 있다.

 시험에 나오는 어구

거퇴관절(발목관절)
발목에 있는 관절을 말하며 경골, 비골, 거골로 이루어져 있다.

거골하관절
족골의 거골과 종골로 이루어진 관절을 말한다.

거골
발목에 있는 뼈를 말하며 경골, 비골과 함께 발목관절을 이어 주고 있다.

내과
경골의 발목 부근에 있는 융기 부분을 말한다. 내과뼈이다.

외과
비골 발목 부근에 있는 융기 부분을 말한다. 외과뼈이다.

 키워드

나선관절
한쪽 방향으로만 움직이는 일축성관절로, 관절축과 뼈의 장축이 기울어져 있는 관절을 말한다.

메모

아킬레스힘줄
종아리에 있는 비복근과 가자미근을 총칭하는 말이다.

발목관절을 구성하는 뼈

발목관절은 경골, 비골, 거골로 구성되어 있다.

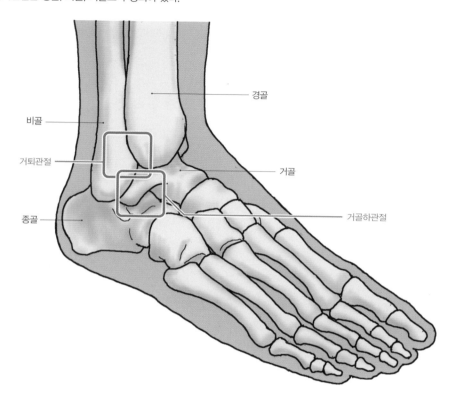

거퇴관절과 거골하관절

발목에는 거퇴관절과 거골하관절이 있다. 각각의 특징은 다음과 같다.

관절명	구성하는 뼈	특징
거퇴관절	경골, 비골, 거골	● 주로 발바닥쪽굽힘, 등쪽굽힘 동작을 한다.
거골하관절	거골, 종골	● 주로 내회전, 외회전 그리고 외전과 내전 운동을 한다.

발관절(근육)

POINT

- 주요 동작은 등쪽 굽힘과 발바닥쪽 굽힘, 그리고 외반과 내반이다.
- 등쪽 굽힘에 관여하는 근육은 종아리의 앞쪽 면, 발바닥쪽 굽힘에 관여하는 근육은 종아리 뒤쪽면에 있다.
- 비복근과 가자미근이 모여 아킬레스힘줄이 된다.

등쪽 굽힘과 발바닥쪽 굽힘, 외반과 내반 작용을 담당한다

발관절은 경골, 비골, 거골로 이루어져 있으며 신체를 지탱해 주는 역할 외에도 서 있거나 보행하는 역할을 한다. 발관절을 안정적으로 움직이게 하는 데는 인대와 근육이 반드시 필요하며 발관절의 바깥쪽은 전거비인대와 후거비인대 그리고 종비인대라는 바깥쪽인대로 둘러싸여 있다. 한편, 발관절의 안쪽에는 삼각인대(내측측부인대)라는 4개의 인대다발이 지지해 주고 있다.

발관절 움직임에 관여하는 근육은 종아리 부분이다. 발관절은 발을 들어올리는 동작인 등쪽 굽힘과 발을 아래로 차는 발바닥쪽 굽힘이 주요 움직임이고 이 움직임은 경첩관절(p.18 참조)인 발목관절의 활동을 통해 이루어진다. 여기에 거골하관절의 움직임이 더해지면서 발바닥을 바깥쪽으로 향하는 외반이나 안쪽으로 하는 내반 동작이 가능해지는 것이다.

아킬레스건은 인체에서 가장 강한 힘줄이다

발관절의 등쪽 굽힘을 움직이는 근육은 종아리 앞부분, 발바닥쪽 굴곡은 종아리 뒷부분에 있다. 등쪽 굽힘의 주동근은 전경근, 장무지신근, 장족지신근인데, 그중에서 가장 강한 기능을 하는 근육이 바로 전경근이다. 한편 발바닥쪽 굽힘의 주동근은 하퇴삼두근이고 이 밖에도 장무지굴근, 장지굴근과 같은 근육이 작용한다. 하퇴삼두근은 종아리에 있는 비복근과 가자미근을 통틀어 지칭하는 말로, 이 2가지 근육이 합쳐져 아킬레스힘줄이 되며 종골에 붙어 있다.

시험에 나오는 어구

외측인대
발관절 바깥쪽에 있는 전거비인대와 후거비인대, 종비인대를 가리킨다.

하퇴삼두근
종아리에 있는 비복근과 가자미근을 통틀어 지칭하는 말로, 발관절 발바닥쪽굽힘에 관여하는 근육이다.

삼각인대
발관절 바깥쪽에 있는 4개의 인대 다발을 가리키며 경골에 꼭짓점을 두고 부채꼴로 퍼지면서 족골쪽에 붙어 삼각형 모양을 형성하기 때문에 삼각인대라고 한다.

키워드

외반과 내반
외반은 발목을 바깥쪽으로 돌리는 동작, 내반은 발목을 안쪽으로 돌리는 동작을 말한다.

메모

등쪽 굽힘과 발바닥쪽 굽힘
등쪽 굽힘은 다리를 드는 움직임, 발바닥쪽 굽힘은 발을 아래로 차는 움직임을 말한다.

발관절을 둘러싸고 있는 인대

발관절의 주변은 인대로 인해 뼈와 뼈가 서로 더 튼튼해지며 안정적으로 움직일 수 있다. 발부분은 전거비인대, 후거비인대, 종비인대라는 바깥쪽인대, 삼각인대라고 불리는 4개의 인대다발이 지탱하고 있다.

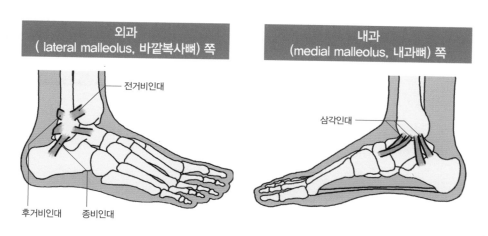

외과
(lateral malleolus, 바깥복사뼈) 쪽

전거비인대

후거비인대   종비인대

내과
(medial malleolus, 내과뼈) 쪽

삼각인대

하퇴삼두근의 구조

발바닥쪽 굽힘의 주동근인 하퇴삼두근의 구조는 다음과 같다.

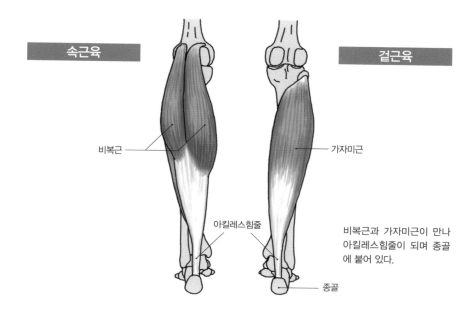

속근육

비복근

아킬레스힘줄

겉근육

가자미근

비복근과 가자미근이 만나
아킬레스힘줄이 되며 종골
에 붙어 있다.

종골

발가락(뼈 · 관절)

POINT

- 발가락 쪽에는 한쪽 발에 26개의 뼈가 있다.
- 원위지골, 중간지골, 근위지골로 구성되어 있다.
- 발의 관절 구조는 손의 관절 구조와 닮아 있다.

발뼈는 족골, 중족골, 족지골로 분류한다

사람의 발은 부위에 따라 각각 다른 역할을 한다. 발뒤꿈치의 주변에 있는 발목 부분은 체중을 견디고, 발바닥에 해당하는 발허리 부분은 동작을 취할 때 충격을 흡수하며, 발가락에 해당하는 발가락 부분은 보행 시 균형을 맞추거나 무언가를 발로 차는 역할을 한다.

또한 발의 뼈는 발목 부분에 7개의 뼈로 이루어진 족골, 발허리 부분에는 5개의 뼈로 이루어진 중족골, 발가락 부분에는 14개의 뼈로 이루어진 족지골로 나뉘어져 총 26개의 뼈로 이루어져 있다.

발가락은 족지(足趾)라고 하며 검지에서 새끼발가락까지 근위지골, 중지골, 원위지골이 있지만, 손가락과 마찬가지로 엄지발가락에는 근위지골와 원위지골만 있을 뿐, 중간지골이 없다(p.50 참조).

발에는 4가지 관절이 있다

발의 뼈와 뼈가 만나는 곳에는 관절이 형성되어 있다. 족골 부분부터 중족골 부분까지는 움직임이 적은 거골하관절(p.70 참조), 횡족골관절(쇼파르관절, Chopart's joint), 족중족관절(리스프랑관절, Lisfranc joint)이 있으며 족지골 부분에는 중족족지관절이 있다.

횡족골관절은 발목의 내반과 외반 작용에 관여한다. 그리고 족중족관절은 발바닥쪽 굽힘과 등쪽 굽힘 그리고 등쪽 굽힘으로 인한 내회전 작용에 관여한다. 족중족관절은 발끝으로 서거나 발차기를 할 때 구부러지는 가동 영역이 큰 관절로, 중족골과 근위지골을 이어 주고 있다.

 시험에 나오는 어구

족골(tarsal bone)
종아리에서 발허리 사이에 7개의 뼈로 구성된 뼈를 말한다.

중족골(metatarsal)
족골과 족지골 사이에 있으며 발등에 있는 5개의 뼈를 말한다.

족지골
발가락뼈를 말한다.

족중족관절
입방골, 안쪽 · 중간 · 바깥쪽 외측, 중간 및 내측 입방골 이렇게 5개의 중족골 사이에 있는 관절을 말하며 리스프랑관절이라고도 말한다.

횡족골관절
종골과 거골, 입방골 주상골 사이에 있는 관절을 말한다. 쇼팔 관절이라고도 한다.

 키워드

족지
발가락을 말하며 엄지발가락부터 새끼발가락까지를 제1~제5지라고 부른다.

발뼈와 관절

발에는 한쪽에만 26개의 뼈가 있으며 뼈와 뼈가 만나는 부분에 관절이 형성되어 있다. 움직임이 적은 관절은 거골하관절, 횡족골관절, 족중족관절이며 자주 움직이는 관절은 중족족지관절이다.

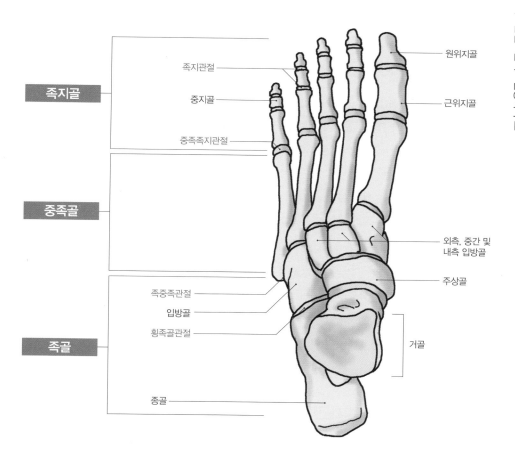

족지골
족지관절
중지골
중족족지관절

중족골

족중족관절
입방골
횡족골관절

족골

종골

원위지골
근위지골
외측, 중간 및 내측 입방골
주상골
거골

COLUMN

발에는 몸 전체의 약 1/4에 해당하는 뼈가 있다

몸 전체에는 약 206개의 뼈가 있는데, 발에는 크고 작은 것을 합쳐 한쪽에만 26개, 양발에는 52개의 뼈가 있다. 각각의 뼈는 관절을 형성하고 있고 뼈 하나하나가 근육이나 인대, 힘줄들이 뒷받침해 주고 있다. 발은 몸 전체의 무게를 지탱하거나 충격으로부터 신체를 보호하는 중요한 역할을 맡고 있기 때문에 튼튼한 구조로 이루어져 있다.

발가락(근육)

POINT
- 발은 기본적으로 서고 걸으며 충격을 흡수하는 역할을 한다.
- 발 뒤쪽의 아치 구조는 충격을 흡수하여 신체 부담을 경감시킨다.
- 족저근막은 아치 구조를 유지하는 역할을 한다.

충격을 흡수하는 아치 구조

발은 서거나 걷는 등의 다양한 역할을 한다. 발이 지면에 닿을 때 지면으로부터 받는 충격을 흡수하고 발관절과 무릎관절, 허리 부분에 가해지는 부담을 경감하는 곳이 3개의 아치 구조이다. 흔히 '발바닥 장심'이라고 하는 제일 큰 안쪽 세로 아치, 바깥쪽에 있는 바깥쪽 세로 아치 그리고 중족골 부분에 있는 돔 형태의 가로 아치가 이에 해당한다.

아치구조는 뼈와 근육과 인대로 구성되어 있는데, 여기서 용수철이나 쿠션 역할을 하는 부분이 족저근막이다.

족저근막은 발바닥에 세로로 가로질러 있는 근육으로, 종골에서 발바닥 쪽을 향해 부채꼴 모양으로 붙어 있기 때문에 아치 구조를 유지할 수 있다는 점 외에도 감아올리기 기전(Windlass Mechanism)이라는 중요한 기능을 담당한다. 감아올리기 기전은 발가락을 등쪽굽힘했을 때 족저근막이 위로 당겨지는 운동을 말한다.

아치 구조의 혼란과 족저근막

발바닥 아치 구조를 형성하는 것은 족저근막, 무지외전근, 소지외전근, 단지굴근이다.

나이가 들면서 족저근막이 약해지거나 거퇴관절의 주변에 문제가 생기면 아치 구조가 무너진다고 말한다. 이렇게 아치 구조가 무너지면 아치가 쿠션이나 용수철의 역할을 하기 어렵기 때문에 걷기 어렵고 쉽게 피로해진다. 또한 안쪽 아치가 없어지고 발바닥이 편평해진 상태를 평발이라고 한다.

시험에 나오는 어구

아치구조
안쪽 세로 아치, 바깥쪽 세로 아치, 가로 아치가 있으며, 체중분산과 충격흡수, 균형잡기 등의 역할을 담당한다.

족저근막
뒤꿈치뼈에서 발가락까지 부채꼴로 퍼져 붙어 있는 근육을 말한다. 족저근막이라고도 한다.

무지외전근
뒤꿈치뼈에서 엄지발가락을 향해 쭉 뻗어 있는 근육으로 벌림에 관여한다.

소지외전근
발 바깥쪽에 있는 근육으로 새끼발가락 벌림과 굽힘에 관여한다.

단지굴근
뒤꿈치뼈에서 중간지골까지 쭉 뻗어 있는 근육으로 검지부터 새끼발가락의 굽힘에 관여한다.

🔒 **키워드**

감아올리기 기전
윈들라스(Windlass)라는 말은 원래 배에서 닻을 감아올리는 양묘기를 말한다. 닻을 감아올리는 기계처럼 발가락을 등쪽굽힘 시킬 경우 족저근막이 위로 당겨진다고 해서 붙여진 이름이다.

3개의 아치 구조

발바닥에는 3개의 아치 구조가 있으며 보행 시 충격을 흡수하고 신체의 부담을 줄여 준다. 아치 구조가 무너지면 신체에 충격이 직접적으로 전달되기 때문에 걷기가 어려워지고 쉽게 피로해진다.

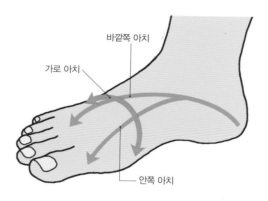

발바닥을 구성하는 근육

발바닥 안쪽에는 족저근막, 무지외전근, 소지외전근, 단지굴근이 있으며 발바닥 세로활을 형성하고 있다.

족저근막

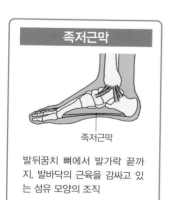

족저근막

발뒤꿈치 뼈에서 발가락 끝까지, 발바닥의 근육을 감싸고 있는 섬유 모양의 조직

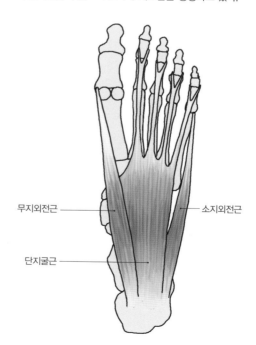

신체에 필요 없는 기관은 어디일까?

인간은 진화를 거치면서 필요한 기관은 진화시키고 필요 없는 기관은 퇴화시키면서 현재에 이르렀다. 그리고 지금 인간의 몸 속에 남아 있는 기관들 중에서 필요 없는 기관 하나가 바로 꼬리뼈이다. 꼬리뼈는 척추 맨 아래에 위치한 뼈로, 소위 꼬리의 흔적이라고 알려져 있다. 인류가 긴 시간 동안 진화하면서 동시에 퇴화된 부분이 꼬리뼈인데, 사실은 지금도 임신 4주차의 태아에게는 꼬리가 있다고 한다.

이밖에도 인간이 진화하면서 필요 없어진 기관이 인간의 몸 속에 남아 있다. 바로 장장근 (p.52 참조)이다. 장장근은 아래팔에 있는 표면 근육(superficial muscle)으로, 손목을 굽힐 때 작용하는 근육 중 하나이다. 엄지와 새끼손가락을 가까이 했을 때 손목 안쪽에 떠오르는 2개의 가는 선 같은 것이 장장근으로, 아래팔을 사용하는 포유류에게 발달한다고 알려져 있는데, 사람의 경우 진화 과정에서 장장근이 퇴화하였고 거의 기능적인 역할을 하지 않게 되었다. 그래서 현대인 중에서는 장장근이 없거나 1개밖에 없는 사람들의 비율이 어느 정도 된다고 알려져 있다.

현대인에게는 불필요하지만, 반대로 활용되는 경우도 있다. 많이 알려진 것이 바로 토미 존 수술이다. 이 수술 방식은 손상된 인대 대신 건강한 인대를 이식하는 인대 재건 수술이며 주로 야구 투수들이 팔꿈치를 다쳐 공을 던질 수 없게 되었을 때 실시한다. 이때 이식되는 근육 중 하나가 장장근이다. 이 수술은 1974년 미국의 정형외과 의사가 고안한 것으로, 당시 메이저리거 선수였던 토미 존 선수가 이 수술을 받으면서 토미 존 수술이라고 명명되었다. 그리고 토미 존 선수는 이 수술을 받고 다시 프로선수로 복귀하였다.

최근 일본에서는 오타니 쇼헤이 선수, 다르빗슈 유 선수가 이 수술을 받았고 한국에서는 류현진, 오승환, 임창용, 김광현 선수가 이 수술을 받고 재기에 성공하는 등 국내외의 많은 선수가 이 수술을 받았다.

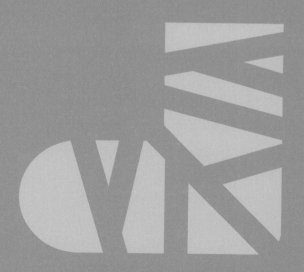

2장

정형외과 질환과 치료법

기본자세와 관절 가동 범위

정형외과
질환과
치료법

POINT
- 기본자세는 관절 가동 범위를 측정할 때의 기본이 되는 자세이다.
- 기본자세는 모든 관절 가동 범위가 0인 자세이다.
- 기능적 지위는 관절 가동 범위가 제한되더라도 일상생활에서 동작할 때 가장 지장을 적게 받는 지위이다.

기본자세는 '차려' 자세를 말한다

정형외과 영역에서 자세(position)라는 말이 자주 나오는데, 이는 신체 각 부위의 위치와 방향을 표현하는 말을 총칭한다. 기본적 자세는 '기본 적 직립 자세(Fundamental Standing Position)'와 '해부학적 직립 자세 (anatomical position)'로 나뉜다. 기본적 직립 자세란 '차려'를 한 상태 의 직립 자세를 말하고, 해부학적 직립 자세는 '차려'를 한 상태의 직립 자세에서 손바닥을 앞으로 보게 손을 돌린 자세를 가리킨다. 기본적 직 립 자세는 (기능적) 기본자세, 해부학적 직립 자세는 해부학적 자세라고 도 불린다.

기능적 지위를 유지하면 구축을 예방할 수 있다

관절 가동 범위(ROM)를 측정할 때의 기본은 기본자세이다. 여기서 말하는 기본자세는 모든 관절의 가동 범위가 0° 포지션을 취한 상태를 말한다. 어깨관절의 굴곡과 신전, 발관절의 등쪽 굽힘과 발바닥쪽 굽힘, 몸통의 측굴과 회전 등 관절 가동 범위를 측정할 때는 기본자세가 기준 이다. 단, 아래팔의 회내전 및 회외전, 어깨관절의 외회전과 내회전은 기본자세와 다른 자세로 측정하게 된다.

또한 기본자세와 마찬가지로 중요한 점이 기능적 지위이다. 기능적 지위는 구축이나 강직 등으로 인해 관절 가동 범위이 제한된 경우에도 일상생활에서 동작을 취할 때 지장이 적고 기능적 지위가 가장 양호한 자세를 말한다. 예를 들면 깁스를 고정할 때의 각도도 기능적 지위를 유 지함으로 인해 구축을 최소화할 수 있는 것이다.

📖 시험에 나오는 어구

자세
신체 각 부분의 위치와 방향을 나타내는 단어를 총 칭하는 말이다.

구축
관절 가동 범위에 제한이 생긴 상태를 말한다.

강직
관절이 유착되어 움직이 지 못하는 상태를 말한다.

🔒 키워드

관절 가동 범위(ROM)
어깨관절, 팔꿉관절, 무 릎관절 등 관절을 움직이 게 할 수 있는 범위를 말 한다. 줄임말인 ROM은 Range of Motion의 약어 이다.

기본자세와 기능적 지위

관절 가동 범위를 측정할 때의 기준은 기본자세이다. 이때 모든 관절의 가동 범위는 0°이다. 한편 기능적 지위는 구축과 같이 가동 범위에 제한이 되더라도 일상생활을 할 때 동작에서 가장 지장이 적은 자세를 말한다. 쉽게 말하자면 깁스를 고정할 때의 각도이다.

기본자세

기능적 지위

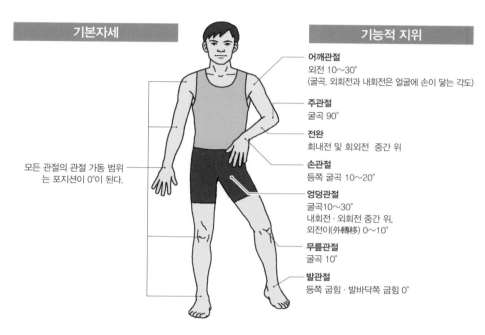

모든 관절의 관절 가동 범위는 포지션이 0°이 된다.

어깨관절
외전 10~30°
(굴곡, 외회전과 내회전은 얼굴에 손이 닿는 각도)

주관절
굴곡 90°

전완
회내전 및 회외전 중간 위

손관절
등쪽 굴곡 10~20°

엉덩관절
굴곡10~30°
내회전 · 외회전 중간 위,
외전이(外轉移) 0~10°

무릎관절
굴곡 10°

발관절
등쪽 굽힘 · 발바닥쪽 굽힘 0°

회내전과 회외전

아래팔을 앞으로 내밀었을 때 손바닥이 아래를 향하도록 엎드리는 동작을 회내전, 손바닥이 위를 향하도록 돌리는 동작을 회외전이라고 한다.

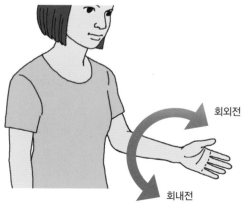

회외전

회내전

운동기 질환의 주요 증상

POINT

- '통증과 저림', '운동 이상', '형태 이상'이 주요 호소 증상의 대부분을 차지한다.
- 정형외과 건강 진단 시 대부분 통증을 호소한다.
- 질환을 감별할 때는 발현 형태와 동반 질환을 고려한다.

정형외과 진단에서 대부분의 주요 호소 질환은 통증이다

운동기 질환(정형외과)의 주요 증상은 어깨결림이나 관절통에서 느낄 수 있는 통증, 저림, 마비 또는 근력 저하 등의 운동 이상, 기형, 선천적이상과 같은 형태 이상이 있다. 정형외과에서 진료를 볼 때 가장 많이 호소하는 증상은 통증인데, 통증의 원인은 다양하다. 예를 들어 어깨 결림의 경우, 원인 질환의 요인이 인정하는 증후성(症候性), 원인 질환으로 인정하지 않는 본태성(本態性), 스트레스가 원인인 심인성으로 분류한다.

또한 관절에서 통증을 느끼는 관절통도 류마티스 관절염(p.170 참조)과 같은 '염증성 관절염' 그리고 퇴행성 관절염(p.101 'COLUMN' 참조), 골절이나 외상성 질환인 '비염증성 관절염'이 있다.

요통이나 저린 증상도 기인(起因)에 따라 분류한다

운동기 질환에서는 저림(paresthesia)도 흔히 볼 수 있는 증상이다. 여기서 말하는 저림은 촉각, 통각과 같은 감각에 이상을 보이는 증상을 말하며, 크게 신경 장애성 증상과 비신경 장애성 증상으로 분류한다. 신경 장애성 증상에는 수근관증후군(p.108 참조)이나 교원병 등이 원인인 말초신경계 질환과 척수 장애로 인한 질환과 뇌 장애로 인해 발생하는 질환으로 분류하는 중추신경계 질환이 있다.

요통도 운동기 질환에서 종종 보이는 증상이다. 원인을 특정할 수 있는 특이적 요통과 원인을 특정하기 어려운 비특이적 요통으로 분류되는데, 요통의 85%는 비특이적요통이라고 한다.

시험에 나오는 어구

통증
통증을 말한다.

운동 이상
운동 마비나 능력 저하, 관절 가동 범위 이상과 간헐적 파행 등을 가리킨다.

형태 이상
선천적 이상이나 기형을 말한다.

퇴행성 관절염
관절과 관절 사이에 있는 연골이 닳아서 매끄럽게 움직이지 않게 되어 관절 뼈에 염증이 생긴 상태를 말한다.

교원병
여러 기관에 만성적인 염증이 발생한 자가 면역 질환을 말한다.

키워드

수근관증후군
손바닥 쪽의 엄지손가락부터 약지 절반 정도까지 저린 증상이 나타나는 질환을 말한다.

운동기 질환의 주요 증상

운동기 질환에는 여러 증상이 있다. 가장 많이 호소하는 증상은 통증이다.

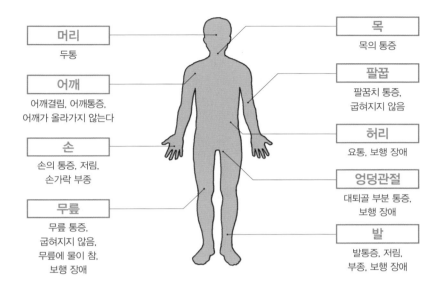

머리	두통
어깨	어깨결림, 어깨통증, 어깨가 올라가지 않는다
손	손의 통증, 저림, 손가락 부종
무릎	무릎 통증, 굽혀지지 않음, 무릎에 물이 참, 보행 장애

머리
두통

어깨
어깨결림, 어깨통증,
어깨가 올라가지 않는다

손
손의 통증, 저림,
손가락 부종

무릎
무릎 통증,
굽혀지지 않음,
무릎에 물이 참,
보행 장애

목
목의 통증

팔꿉
팔꿈치 통증,
굽혀지지 않음

허리
요통, 보행 장애

엉덩관절
대퇴골 부분 통증,
보행 장애

발
발통증, 저림,
부종, 보행 장애

요통의 분류

요통은 그 원인과 발병 기관에 따라 분류한다.

원인에 따른 분류

요통의 원인을 특정할 수 있는 경우에는 특이적 요통, 특정할 수 없는 경우에 비특이적 요통이라고 한다.

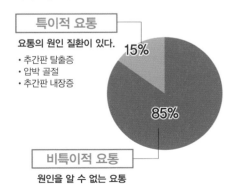

특이적 요통
요통의 원인 질환이 있다.
• 추간판 탈출증
• 압박 골절
• 추간판 내장증

15%

85%

비특이적 요통
원인을 알 수 없는 요통

기간에 따른 분류

발병한 지 4주 미만일 경우에는 '급성 요통', 4주 이상 3개월 미만인 경우에는 '아급성 요통', 3개월 이상인 경우에는 '만성 요통'으로 분류한다.

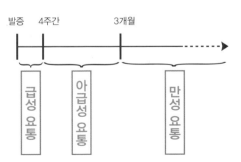

발증　　4주간　　　　　3개월

급성 요통　　아급성 요통　　　　만성 요통

검사의 종류

POINT

- 영상검사는 정형외과 영역에서 빼놓을 수 없는 검사이다.
- 단순 X선검사는 영상검사의 기본이다.
- MRI검사와 초음파검사는 방사선피폭이 없다.

정형외과 분야의 중심인 영상검사

정형외과 영역에서 실시하는 대표적인 검사에는 '신체 진찰', '영상검사', '생체검사', '검체검사' 등이 있다. 이 중 신체진찰을 할 때는 도구를 사용하지 않은 채 시진과 촉진을 중심으로 근력, 관절 가동 능력을 평가한다. 신체 진찰 검사법으로는 도수검사(physical examination), 도수근력검사(MMT, Manual Muscle Test), 관절 가동 범위 측정 등이 있다.

영상검사에서는 방사선과 전자파, 초음파 등을 이용하여 뼈와 근육 등의 상태를 파악한다. 그중 단순 X선검사는 조직이 X선을 흡수하는 투과성의 차이를 이용한 검사이다. 또한 CT(전산화 단층촬영, computed tomography)검사는 뼈의 형태 변화나 석회화 등을 삼차원적으로 묘사하는데, 단순 X선검사와 비교하여 피폭량이 많다는 점이 특징이다. MRI검사(자기공명영상검사)는 전자파를 이용한 검사법으로, 체내의 물과 지방 등을 포함하는 수소원자핵(양성자, proton)에 전자파를 쪼여 그 변화를 단면상으로 묘사하는 검사법을 말한다. 그리고 초음파(에코)검사는 조사한 초음파가 조직 등에서 반사되어 되돌아온 반사파를 분석하여 화상화하는 검사이다.

생체검사와 검체검사로 병태를 파악

생체검사에서는 병태에 대한 정보를 얻기 위해 관절경검사(arthros-copy)나 근전도검사(electromyography) 등이 이루어진다. 관절경은 관절강 내에 카메라를 삽입하여 관절 내를 관찰하는 검사법, 검체검사는 혈액과 소변, 관절액이나 수액 등을 채취하여 분석하는 검사법이다.

 시험에 나오는 어구

생체검사
관절경검사나 근전도검사, 골밀도 검사 등을 말한다.

검체검사
혈액이나 소변검사, 관절액, 수액검사 등을 말한다.

도수검사
아무 도구도 사용하지 않은 채 신체의 이상유무를 확인하는 검사를 말한다.

도수근력검사(MMT)
도구를 사용하지 않은 채 주요 근력을 평가하는 검사법을 말하며판정은 0~5까지의 6단계로 평가한다. MMT는 Manual Muscle Test의 약자이다.

단순 X선검사
X선이 조직을 투과할 때 투과성의 차이를 이용하여 묘사하는 검사법을 말한다.

CT(전산화 단층촬영) 검사
뼈의 형태변화나 석회화 등 삼차원적으로 묘사하는 검사를 말한다.

MRI검사(자기공명영상검사)
체내의 수소원자핵에 전자파를 쪼여 그 변화를 단면상으로 묘사하는 검사법이다.

도수근력검사의 평가

도수근력검사는 도구를 사용하지 않고 맨손으로 주요 근력을 평가한다. 판정은 0에서 5까지 6단계로 평가한다.

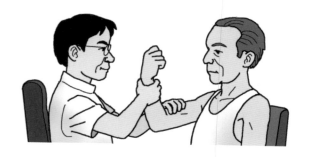

등급	질적 표시	기준
5	normal	최대 저항과 중력에 반하여 완전한 관절 가동 범위 운동이 가능하다.
4	good	어느 정도의 저항과 중력에 반하여 완전한 관절 가동 범위 운동이 가능하다.
3	fair	저항을 가하지 않으면 중력에 반하여 완전한 관절 가동 범위 운동이 가능하다.
2	poor	중력을 제거하면 완전한 관절 가동 범위 운동이 가능하다.
1	trace	근육 수축은 보이지만 관절 운동이 없다.
0	zero	근육 수축 없음.

COLUMN X선 조사의 구조

X선을 인체에 조사하는 경우, 체내에 투과하기 쉬운 것과 투과하기 어려운 것이 있으며 그 차이에 따라 영상이 묘사된다. 뼈는 X선 투과도가 낮기 때문에 이미지가 희게 묘사되는 반면, 폐과 지방, 소화관 가스 등은 X선의 투과도가 높기 때문에 검게 묘사된다.

정형외과 영역 치료법 ① 비관혈적 치료

- 치료법은 크게 보존적 요법과 외과적 요법으로 나뉜다.
- 보존적 요법의 기본은 안정 유지이다.
- 장기 안정 시에는 폐용증후군 예방이 중요하다.

우선 치료는 보존적 요법의 선택이 고려된다

정형외과 영역의 치료는 크게 보존적 요법과 외과적 요법 있다. 보존적 요법은 비관혈적 치료라고도 불리는 방법으로, 쉽게 말해 수술 이외의 치료법을 말한다. 약물 치료, 견인법, 고정법, 재활치료 등이 이에 포함된다. 한편 외과적 요법인 수술 요법은 뼈나 관절 근육이나 힘줄 등의 물렁 조직을 대상으로 이루어지고 침습성이 높은 치료법이기 때문에 일반적으로는 보존적 요법을 먼저 고려한다.

보존적 요법에도 다양한 치료법이 있다

보존적 요법의 기본은 안정 유지이다. 환부를 고정하거나 병변 부분에 대한 부담을 줄여 자연 치유를 지향하며, 통증이나 염증에 대한 치료가 빈번하게 이루어진다. 골절이나 탈구되었을 때 실시하는 깁스 고정과 같이 국소적 안정 또는 급성 요통이나 척추가 손상될 때 필요한 체중 부담 경감을 위한 안정 와상 등이 이에 속한다.

깁스는 외부 고정 중 하나로, 고정 방법에는 테이프를 이용한 테이핑법 외에 턴이나 붕대를 사용한 삼각포 붕대법, 부목을 이용하는 부자법(副子法) 등이 있으며 이들 방법을 이용하여 외부에서 환부를 고정한다. 또한 골절이나 탈구가 되었을 때 실시하는 견인법에서는 기구를 이용하여 정복(Reduction) 또는 관절 구축이 개선될 수 있도록 노력한다.

장기적인 안정이 필요한 경우, 특히 고령자들에게 폐용증후군에 걸릴 위험이 높아지므로 재활 치료를 통해 잔존 기능을 유지할 수 있도록 노력하는 것이 중요하다.

시험에 나오는 어구

비관혈적 치료
출혈을 동반하지 않는 치료법을 말한다. 비관혈적 치료법의 반대인 관혈적치료법은 출혈을 동반하는 외과적수술을 가리킨다.

부자
골절되었을 때 이용하는 부목을 말하며 스플린트(splint)라고도 한다.

키워드

폐용증후군
장기적인 안정으로 인해 활동성이 저하되면서 발생하는 신체장애를 말한다. 근육위축이나 관절의 구축, 의욕 저하나 우울증 등을 들 수 있다.

메모

자연치유
본인의 힘으로 병을 고치려는 인간 본래의 활동을 말한다. 찰과상이 생겼을 때 상처부위를 깨끗하게 한 다음 내버려두면 어느샌가 상처가 낫는 것도 자연치유력의 효과라고 할 수 있다.

보존적 요법의 종류와 개요

보존적 요법의 기본은 안정으로, 이 밖에 약물 치료법을 비롯하여 교정법, 고정법, 폐용증후군 예방을 위한 재활 치료까지 여러 종류가 있다.

안정 유지	안정을 취하여 환부에 대한 부담을 줄이고 자연 치유될 수 있도록 한다.
약물 치료	통증을 가볍게 하기 위해 약물을 사용한다. 주사를 투여하는 경우도 있다.
견인법	손이나 기구를 이용하여 견인함으로써 정복(교정)과 관절 구축 개선을 위해 노력한다. 골절이나 탈구되었을 때 실시한다.
고정법	깁스나 부목을 이용하여 환부를 고정한다.
재활치료	일상생활에서 사용하는 동작 등을 훈련하고 운동 기능의 회복, 개선을 위해 노력한다.

폐용증후군이란?

장기간 안정을 취하면서 활동성이 저하되어 발생하는 신체 장애를 이르는 말로, 근육 위축이나 관절 구축, 의욕 저하, 우울 등의 증상을 보인다. 특히, 고령자일수록 위험이 높아진다.

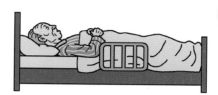

관절 구축   의욕 감퇴   근육 위축

의욕 저하   우울

COLUMN **폐용증후군을 방지하기 위해서는….**

신체 활동량이 적어지거나 치료를 위해 장기간 침대에서 안정을 취해야 하는 상황에서는 폐용증후 군이 생길 위험이 높다. 폐용증후군은 한 번 발병하면 개선되기 어렵기 때문에 미리 예방하는 것이 가장 중요하다. 앉아 있는 시간을 늘리거나 침대 위에서 상체나 하체를 움직이는 일 외에 사람들과 어울리는 것도 중요하다.

정형외과 영역 치료법 ② 약물 요법

POINT

- 통증에 대한 일반적인 치료는 약물 치료법이다.
- 진통제는 비스테로이드성 약물과 스테로이드성 약, 오피오이드 등이 있다.
- NSAIDs는 프로스타글란딘의 생성을 억제하여 통증을 완화시킨다.

통증은 부위와 원인에 따라 분류한다

정형외과 질환에서 가장 많이 보이는 증상은 통증이다(p.82 참조). 통증은 통증 부위와 그 원인에 따라 몇 가지 타입으로 분류할 수 있다. 통증 부위에 따라 몸통증과 내장통으로 분류할 수 있고, 원인에 따라 침해성 통증, 신경병성 통증(neuropathic pain)으로 분류할 수 있다. 침해성 통증은 상처나 염증으로 인해 발생하는 통증을 말하며 신체를 보호하는 경고 역할을 담당하고 있다. 한편, 신경병성 통증은 신경 자체가 손상되면서 발생하는 통증을 말한다.

진통제의 종류는 다양하다

통증에 대한 치료는 일반적으로 약물 치료를 실시한다. 약물로는 NSAIDs나 아세트아미노펜 등의 비스테로이드성 항염증제를 비롯하여 프레드니솔론과 같은 스테로이드 계열의 약물 그리고 오피오이드 등을 사용한다. NSAIDs는 통증의 원인 물질인 프로스타글란딘 생성을 억제하여 통증을 완화시키는 작용을 하며 주로 침해성 통증일 경우에 사용한다. 스테로이드는 부신에서 만들어지는 부신피질 호르몬 중 하나로, 체내 염증을 억제하거나 면역력을 억제하는 작용을 한다. 부작용이 나타날 수 있으므로 사용 시 주의가 필요하다.

또한 오피오이드는 강한 진통 작용을 가진 의료용 마약 진통제로, 척수에서 뇌로 전달되는 통증을 차단한다. 오피오이드에는 펜타닐(fentanyl)과 트라마돌(Tramadol), 부프레놀핀(Buprenorphine) 등이 있다. 이 밖에 항우울제와 항경련제 등도 효과적인 진통제로 사용한다.

시험에 나오는 어구

몸통증
신체 표면에 나타나는 통증을 말한다.

내장통
우리 몸 속 내장에서 느끼는 통증을 말한다.

침해성 통증
상처 등으로 인해 발생하는 통증을 말한다.

신경병성 통증
신경 자체의 손상으로 인해 발생하는 통증을 말한다.

NSAIDs
비스테로이드성 항염증제로 정형외과 영영에서 사용하는 진통제 중 가장 많다.

키워드

오피오이드
중구신경계에서 작용하는 통증을 완화시키는 강력한 진통제이다.

프로스타글란딘
발열이나 통증을 일으키는 물질을 말한다.

부신피질 호르몬
부신피질에서 생성되는 호르몬을 말한다. 코르티솔과 안드로겐, 알도스테론 등이 포함된다.

통증의 종류와 장애 부위

통증은 그 부위와 원인에 따라 다음과 같이 분류한다. 침해성 통증에는 장기 등에 발생하는 내장통과 뼈나 관절에 생기는 몸통증이 있다.

원인에 따른 분류	부위에 따른 분류	장애 부위
침해성 통증	내장통	위나 장, 간이나 신장 등 피막을 가진 장기
	몸통증	뼈나 관절, 근육이나 결합 조직 등
신경병증 통증		척골신경, 말초신경, 대뇌 등의 통증의 전달로

NSAIDs의 종류

정형외과 영역에서 사용하는 진통제 중 가장 많은 종류가 NSAIDs이다. 경구약이나 좌약, 패치 등 여러 가지 타입이 있다.

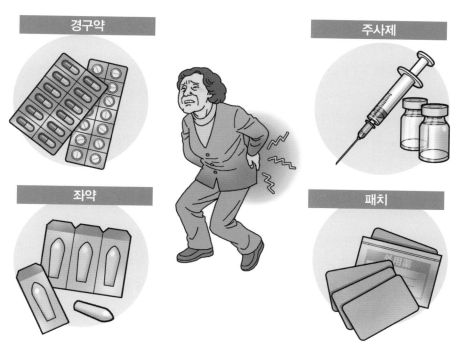

경구약

주사제

좌약

패치

정형외과 영역 치료법 ③ 수술

POINT
- 수술 대상은 뼈와 관절, 근육과 힘줄, 척추와 척수이다.
- 인공관절치환술은 최근 들어 대상 연령의 폭이 넓어지고 있다.
- 손상 부위에 따라 수술 방식이 다양하다.

골절을 고정하는 방법도 여러 종류가 있다

정형외과 영역에서 실시하는 수술의 대상은 뼈와 관절을 비롯하여 근육과 힘줄, 척추와 척수 등으로 광범위하다. 골절 수술에서는 부러진 뼈를 유합(癒合)하기까지 스테인리스나 코발트 크롬 합금 등으로 만든 고정 기구를 사용하여 고정한다. 또한 골절되었을 때 실시하는 수술은 체내에 고정재(固定材)를 삽입하는 내부 고정과 신체 외부에 핀이나 와이어로 고정하는 외부 골격 고정이 있다.

내부 고정 방법으로는 골절되어 으스러진 뼈끼리 핀으로 고정하는 피닝, 골절 부분을 나사로 고정하는 나사 고정술, 골절된 부분을 판과 나사못으로 고정하는 플레이트 고정술이 있다.

손상된 관절을 바꾸는 인공관절치환술

퇴행성 관절염(p.101 'column' 참조)이나 대퇴골두무혈성괴사(p.122 참조)와 같이 관절이 손상되거나 변형되었을 때 실시하는 수술이 인공관절치환술이다. 인공관절치환술은 손상된 관절을 인공관절로 바꾸는 수술로, 통증을 제거하거나 가동 범위를 개선시킬 수 있다. 주로 엉덩관절이나 무릎관절을 수술한다.

인공관절치환술은 예전에 사용한 재질의 내구성이 15~20년으로 알려져 있고 교체 수술이 어렵다는 이유로 적용 연령이 60세 이상이라고 알려져 있었다. 수술 후 조기 보행(early ambulation), 입원이나 재활 단축과 같은 장점 외에 인공관절의 이완이나 파손과 같은 합병증에 주의해야 할 필요가 있다.

시험에 나오는 어구

피닝
어긋난 뼈와 뼈를 핀으로 고정하는 수술방식을 말한다.

나사 고정
골절부위를 나사로 고정하는 수술방식을 말한다.

플레이트 고정
골절부위를 판과 나사못으로 고정하는 수술방식을 말한다.

외부 골격 고정
신체 외부에서 핀과 와이어 등을 사용하여 환부를 고정하는 수술방식을 말한다.

인공관절치환술
손상된 관절을 제거하고 다시 인공관절을 바꿔 놓는 수술방식을 말한다.

골절 수술의 종류

골절 수술은 뼈와 뼈를 핀과 나사로 고정하거나 골절 부위를 판과 나사못으로 고정하는 등의 여러 방법이 있다.

나사 고정

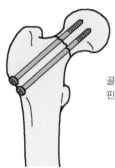

골절되어 어긋난 뼈와 뼈를 핀과 나사로 고정한다.

플레이트 고정

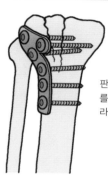

판과 나사못으로 골절 부위를 고정한다. 골절 부위에 따라 판의 종류가 다양하다.

골수 내 고정

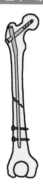

골수 내에 못을 삽입하여 골절 부위를 고정한다. 비교적 큰 뼈가 골절되었을 때 사용한다.

외부 골격 고정

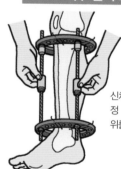

신체 외부에서 외부 골격 고정 기구를 사용하여 골절 부위를 고정한다.

Athletics Column

인공관절치환술을 받은 후 운동이 가능할까?

인공관절치환술을 받은 후에도 운동은 가능하다. 단, 체질과 병태, 기저질환 유무가 모두 다르기 때문에 각자의 상태에 주의해야 한다. 내과적 질환이 있을 경우, 주치의와 충분히 상담하고 나서 운동하는 것이 중요하다. 수술 전에는 운동하지 않았던 사람이 갑자기 수술 후 재활운동을 한다며 운동을 시작하는 경우도 있는데, 이 경우 신체를 가볍게 움직이는 정도의 운동이라도 재활 효과를 얻을 수 있다.

X선의 발견과 뢴트겐 박사

　운동기 질환 및 정형외과 질환을 검사할 때 반드시 실시하는 검사 중 하나가 뢴트겐 검사이다. 뢴트겐 검사는 X선 조영 장치를 사용하는 검사를 말하며, 이 X선을 발견한 독일의 물리학자인 빌헬름 콘라트 뢴트겐(Wilhelm Conrad Rontgen) 박사의 이름을 따서 X선(X-ray)이라 이름 지었다.

　X선은 1895년 발견되었다. 뢴트겐 박사가 실시한 실험 중에 우연히 발견되어 '미지의 광선'이라는 의미로 X선이라 부르게 되었다. 당시 X선의 발견은 물리학계뿐만 아니라 의학계에서도 큰 주목을 받았다. 뢴트겐 박사 부인의 손을 찍은 사상 최초의 X선(X-ray) 사진에는 부인의 손뼈와 반지가 찍혀 유명해졌다.

　X선이 발견되고 나서 가슴과 팔, 다리 등 신체 촬영을 시도하게 되었고 이후 X선을 이용한 검사가 진단법으로 확립되었다. 참고로 X선은 관구라고 불리는 진공관 안에서 발생하고 X선이 내뿜는 에너지는 관구 속 양극, 즉 X선의 발생원에서 어떠한 금속 소재를 사용하느냐에 따라 특성이 결정된다. 원래 X선 촬영 장치에서는 관구의 양극 소재에 텅스텐이라는 금속을 사용하였으며 이로 인해 방사되는 X선의 에너지는 신체 모든 조직을 촬영하는 데 적합하다고 알려져 있다. 엑스레이 검사에서는 X선을 몸에 조사(照射)한 후 투과된 X선을 필름에 인화하여 찍어낸다. X선은 우리 몸 속의 어떤 장기(臟器)이냐에 따라 투과도가 다른데, 투과도가 높은 폐나 소화관의 가스, 지방 등은 필름에 검게 묘사되고 중간 정도인 소변이나 가슴막삼출액 등은 회색으로 묘사된다. 또한 투과도가 낮은 뼈나 담석 등은 화면상에서 희게 묘사되는데, 이는 투과도의 차이를 이용한 대조도(contrast)에 따라 병변이 묘사되기 때문이다. 최근에는 필름 대신 디지털 이미지를 사용한다.

　뢴트겐 박사는 미지의 광선인 X선을 발견했지만, 특허를 내지는 않았다. 그리고 그 덕분에 많은 연구자가 X선을 사용할 수 있었고 전 세계로 널리 퍼지게 되었다.

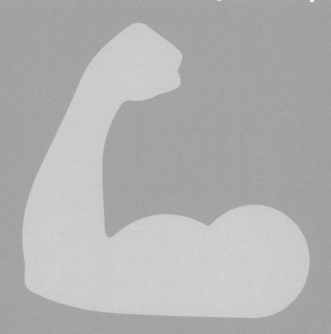

3장

운동기 질환(상지)

오십견

POINT
- 오십견의 주요 증상은 어깨통증과 어깨관절의 가동 범위를 제한한다는 점이다.
- 총 3개의 병기가 있다.
- 증상 악화 요인으로는 당뇨병 또는 파킨슨병 등이 있다.

관절 가동 범위가 서서히 제한된다

　오십견은 어깨관절의 움직임이 나빠져 관절 가동 범위가 제한되고 통증이 나타나는 질환이다. 어깨관절에 있는 관절낭에 염증이 생기면서 통증이 나타나고 그 염증으로 인해 관절낭이 딱딱해지기 때문에 어깨를 움직이기 어렵다. 또한 오십견은 '1단계', '2단계', '3단계'의 병기(病期)로 나뉜다. 1단계는 가장 강한 통증이 나는 시기로, 밤에 통증 때문에 잠에서 깨는 등 격한 통증을 동반한다. 구축(contracture)은 경도이지만, 통증이 심하기 때문에 관절을 움직이려 하지 않는 등 실질적인 관절 가동 범위가 제한된다. 2단계에는 통증이 가벼워지지만, 관절낭의 구축으로 인해 가동 범위의 제한이 생긴다. 3단계에 들어서면 통증은 서서히 개선되고 어깨관절의 가동 범위도 넓어진다. 이 단계에 들어서면 어깨를 움직여도 통증을 느끼지 못하게 된다.

어깨관절 주변 조직의 노화가 관여

　오십견이라는 용어는 의학적으로 유착성 관절낭염(adhesive capsulitis) 또는 동결견(frozen shoulder)이라고 부른다. 말 그대로 50대가 중심인 중·장년층에게 많이 나타나는 질환이다. 외상과 같이 원인이 명확하지 않고 어깨관절에서 염증을 일으키는 질환으로, 어깨관절 주변조직의 노화로 인해 발병한다고 보고 있다. 또한 당뇨병이나 파킨슨병 등을 증상 악화 요인으로 들고 있다. 어깨 주변에 통증이 생기는 질환은 오십견 이외에 상완이두근건염, 회전근개 파열(p.96 참조), 석회성 가시위근건염 등이 있으며 각각 감별이 필요하다.

 시험에 나오는 어구

가동 범위
관절이 움직이는 범위를 말하며 ROM이라고도 한다.

유착성 관절낭염
어깨관절의 통증과 가동 범위 제한이 주요 증상인 질환이다.

🔒 키워드

파킨슨병
진전(tremor)이나 운동 느림, 근육 강직 등의 증상이 나타나는 신경변성질환을 말한다.

✎ 메모

오십견
의학적 정식 명칭은 유착성 관절낭염이며 유착오십견이라는 이름은 일본에도 시대에 만들어진 국어 사전에도 나와 있다.

오십견 각 병기의 특징

오십견(유착성 관절낭염)에는 3가지 병기가 있다. 시간의 흐름에 따른 병태와 증상은 다음과 같이 변화한다.

	1단계	2단계	3단계
병태	염증	구축	없음
증상	통증이 가장 심하다.	통증은 많지 않고 가동 범위 제한은 지속됨.	통증은 없어지고 가동 범위는 개선됨.
가동 범위 제한이 발생하는 주요 원인	통증	구축	없음

어깨관절의 구조

어깨관절의 주변에는 활액이 들어간 주머니 모양의 관절낭이라는 조직이 있다. 오십견은 이 관절낭에 염증이 생기면서 통증과 관절 가동 범위에 제한이 일어난 상태를 말한다.

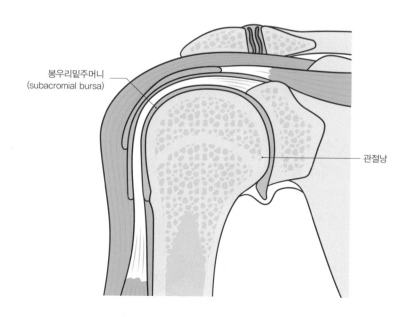

봉우리밑주머니
(subacromial bursa)

관절낭

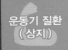
회전근개 파열

POINT

● 회전근개는 어깨관절의 움직임을 안정시키는 역할을 한다.
● 회전근개 파열이 제일 많이 생기는 연령은 60대 남성이다.
● 어깨를 너무 많이 사용하거나 노화가 원인이 되어 발증한다.

상완골두와 관절오목 유지를 담당하는 회전근개

견갑골과 상완골을 결합하는 곳은 회전근개로, 깊숙한 부분의 근육인 가시위근, 어깨밑근, 가시아래근, 소원근(rotator cuff, p.42 참조)이라 불리는 4개의 근육으로 구성되어 있다. 견갑상완관절은 팔을 움직일 때 상완골두가 관절오목 부분에서 회전하면서 움직이는 구관절(p.18 참조)로, 회전근개는 상완골두가 관절오목과 어긋나지 않도록 유지하는 역할을 한다(p.40 참조). 견갑골에 있는 관절오목은 접시와 같은 역할을 한다.

회전근개 파열은 회전근개가 파열된 상태를 말하며 통증과 운동 장애를 일으킨다. 회전근개 파열은 완전파열과 불완전파열로 나뉘며 팔을 올릴 수는 있지만, 운동 시 통증이 발생한다. 오십견과 달리 구축이 일어나는 일은 적다고 한다.

60대 남성의 오른쪽 어깨에 자주 발생한다

회전근개 파열이 가장 많이 발병하는 연령은 60대로, 남성의 오른쪽 어깨에 많이 발생한다. 주요 원인으로는 외상성 파열과 변성파열 2가지 경우가 있다. 외상성 파열은 넘어지거나(墜倒) 추락했을 때(墜落) 그리고 무거운 것을 들었을 때, 변성파열은 노화를 비롯하여 스포츠와 같이 어깨를 많이 사용했을 때 발생한다.

회전근개 중에서 가시위힘줄은 봉우리 아래에 있는 봉우리밑공간이라는 좁은 공간을 지나기 때문에 가장 손상받기 쉽고 부딪힘 증후군(impingement symptoms)이 발생하기 쉬운 부위로도 알려져 있다.

 키워드

부딪힘 증후군
위팔을 올릴 때 견봉이 돌림근띠와 충돌하여 통증이나 무언가에 걸리는 느낌을 받는 증상을 말한다.

메모

완전파열과 불완전파열
근띠가 완전히 끊어진 경우를 완전파열, 일부가 손끊어진 경우는 불완전파열이라고 한다.

회전근개 파열

회전근개는 가시위근, 어깨밑근, 가시아래근, 소원근이라 불리는 4개의 근육으로 구성되어 있다. 회전근개 파열은
어깨돌림근띠가 파열된 상태를 말한다.

어깨 회전근개

회전근개와 붙는 가시위근, 어깨밑근, 가시아래근, 소원근이
견갑골과 상완골을 연결하고 있다.

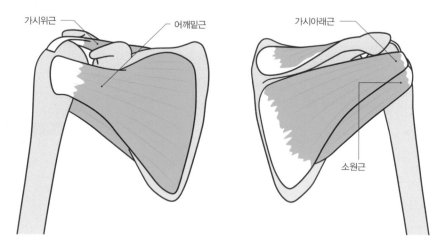

가시위근   어깨밑근   가시아래근

소원근

팔을 든 상태

가시위근힘줄은 봉우리 아래에 있는 봉우리밑공간이라는 좁은
공간을 지나기 때문에 4개의 힘줄 중 가장 회전근개 파열을
일으키기 쉽다.

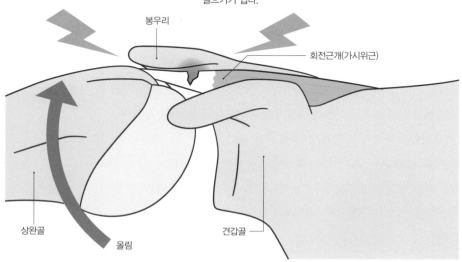

봉우리

회전근개(가시위근)

상완골

올림

견갑골

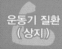

소아 팔꿈치 탈구

POINT

- 요골머리가 인대에서 벗어난 불완전탈구 상태를 가리킨다.
- 5세 이하의 아동들에게서 많이 발증한다.
- 골절과 다른 증상이며 감별이 중요하다.

아이들에게 많이 나타나는 불완전탈구 질환

소아 팔꿈치 탈구는 팔꿈치 바깥쪽에 있는 요골머리가 요골머리띠인 대에서 빠져나와 불완전탈구(subluxation) 상태가 된 것을 말한다. 이 질환은 아이들에게 빈번하게 나타나는데, 특히 5세 이하의 아동에게서 많이 볼 수 있고 남녀 아동 중 여아에게서 많이 볼 수 있다. 부모가 넘어질 뻔한 아이의 팔을 급하게 잡아당기거나, 아이가 넘어져서 손을 짚거나 팔을 비틀 때 발생한다.

팔을 움직이면 통증이 나타나므로 아이들은 통증을 느끼기 싫어 팔꿈치를 약간 구부린 상태로 움직이려고 하지 않는 행동을 보인다. 또한 재발하기 쉽지만, 성장하면서 골격이 발달하기 때문에 차츰 탈구 증상이 일어나지 않는다.

골절 여부의 감별이 중요하다

평소 요골머리는 머리뼈인대에 싸여 있는데, 이 부위에 당기거나 비틀리는 힘이 가해지면 소아 팔꿈치 탈구가 발생한다. 소아 팔꿈치 탈구를 진단할 때 필요한 부분은 골절과 감별로, 그 차이는 다음과 같다.

골절인 경우 환부의 붓기가 나타나지만 소아 팔꿈치 탈구에서는 보기 어렵고, 혈류도 골절되었을 때는 상태가 나빠져서 손가락이 변색되지만 소아 팔꿈치 탈구일 경우에는 잘 볼 수 없는 증상이다. 또한 골절에서는 소아 팔꿈치 탈구와 달리 팔을 움직이지 않을 때도 통증을 느낀다.

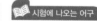시험에 나오는 어구

요골머리띠인대
요골머리를 고리모양으로 감싸고 있는 인대로 요골을 지지하고 있다.

키워드

불완전탈구
관절을 형성하는 뼈가 정상 위치에서 벗어나 있는 상태를 말한다.

소아 팔꿈치 탈구의 원인

소아 팔꿈치 탈구는 부모가 자녀의 손을 잡아당겼거나 아이가 혼자 넘어져서 손을 짚었을 때 일어나는 증상을 말한다. 성장하면서 점점 발생하지 않는다.

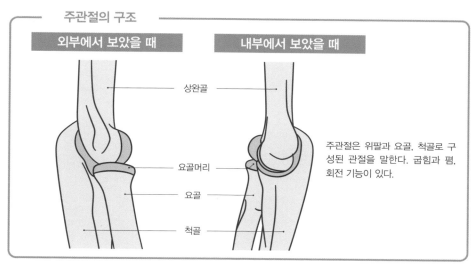

주관절의 구조

외부에서 보았을 때

내부에서 보았을 때

상완골

요골머리

요골

척골

주관절은 위팔과 요골, 척골로 구성된 관절을 말한다. 굽힘과 폄, 회전 기능이 있다.

소아 팔꿈치 탈구

급하게 손을 잡아당겼을 때 요골머리가 요골머리띠인대에서 빠져 불완전탈구 상태를 일으킨다. 반복적으로 재발되는 경우도 있다.

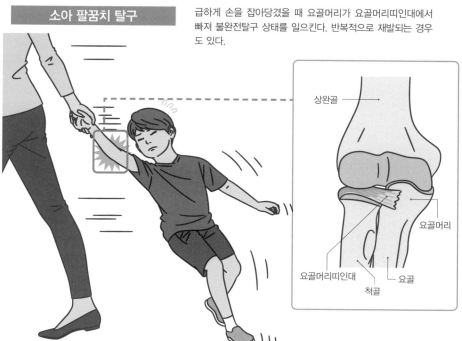

상완골

요골머리

요골머리띠인대

요골

척골

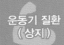
헤베르덴 결절

 POINT

- 손가락 제1관절(DIP관절)에서 발생한다.
- 염증으로 인해 손가락 부종, 변형, 통증과 같은 증상을 동반하며 일상생활에 지장을 준다.
- 변형이 생긴다는 점 때문에 류마티스 관절염으로 오인할 가능성이 있으므로 감별 진단이 필요하다.

DIP관절에 발증하는 퇴행성 관절염

헤베르덴 결절(Heberden's node)은 손가락 제1관절에 있는 DIP관절(원위지관절, distal interphalangeal joint, p.50 참조)에 부종이 생기는 원인불명의 질환을 말한다. 염증 때문에 DIP관절이 빨갛게 붓거나 굽어지는 증상 외에 통증을 동반하는 경우도 있다. 주로 통증과 변형은 검지부터 새끼손가락까지 여러 손가락에 발생하는데, 간혹 엄지손가락에 헤베르덴 결절이 생기기도 한다.

DIP관절을 신전할 수 없기 때문에 손가락을 굽혔을 때 통증을 동반하고 DIP관절의 가동 범위가 제한되면서 움직임이 안 좋아진다. 통증은 시간이 지나면서 사라지는 경우가 많지만, 그렇다고 해도 변형된 모습은 그대로 남는다. 또한 DIP관절의 등쪽에 Mucocele(점액낭종)이라 불리는 수포가 생기는 경우가 있다. 감별 진단에서 류마티스 관절염(p.170 참조)은 일반적으로 DIP관절이 아니라 제2관절인 PIP관절(근위지관절, p.50 참조)이나 제3관절인 MP관절(중수지관절, p.50 참조)이 붓고 변형된다.

중·장년층의 여성에게 많이 보인다

헤베르덴 결절은 퇴행성 관절염 중 하나이다. **퇴행성 관절염**은 관절 표면을 둘러싸고 있는 관절연골이 닳아 없어져 **뼈끼리** 마찰되면서 뼈에 부하가 걸리는 퇴행성 질환으로, 40대 이후의 여성에게 많이 나타난다. 헤베르덴 결절과 비슷한 질환으로는 PIP관절에 부종과 변형이 일어나는 **부샤르결절**(Bouchard's node)이 있다.

📖 **시험에 나오는 어구**

DIP관절(원위지관절)
손가락 끝에 가장 가까운 관절을 말한다.

🔒 **키워드**

Mucocele(점액낭종)
관절의 변형과 염증으로 손가락 등쪽이 변형되는 젤라틴 모양의 낭종을 말한다.

류마티스 관절염
다발관절염이 주요 증상인 염증성 자가면역질환(p.170 참조)을 말한다.

✏️ **메모**

유전성은 확인되지 않는다
집안에 헤버든 결절이 발병한 사람이 있으면 발병 확률이 높다고 보고되고 있으나 유전과 연관성은 확인되지 않았다. 여성에게 많기 때문에 여성호르몬과의 관계가 있을 것으로 의심하고 있다. 손을 혹사하는 사람에게도 자주 나타나는 증상이다.

헤베르덴 결절이란?

겉모양

옆에서 보았을 때 제1관절(DIP관절) 부분이 올라가 있는 것이 보인다. 빨간 부종과 통증을 동반하는 경우도 있으며 Mucocele(점액낭종)라는 수종이 생기는 경우도 있다.

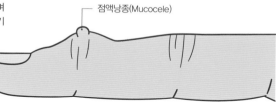

점액낭종(Mucocele)

뼈 상태

뼈의 제1관절(DIP관절)이 염증을 일으킨다. 통증과 변형은 그 결과이다. 어떤 손가락이든 발생할 수 있다.

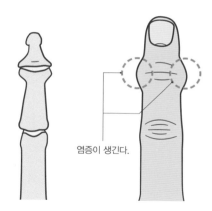

염증이 생긴다.

COLUMN 퇴행성 관절염이란?

　뼈와 뼈의 관절 표면을 감싸는 관절연골은 2형 콜라겐과 프로테오글리칸 등으로 구성되어 있다. 연골은 뼈를 보호하거나 충격을 흡수하지만, 노화와 함께 수분양이 감소하여 탄력성이 사라진다. 퇴행성 관절염은 이 관절연골의 변성과 골극이라 불리는 증식성 변화로 인해 발병하는 질환을 말한다. 주요 증상으로는 관절 통증과 가동 범위 제한, 관절 변형 등이 있다.

　역학 조사에 따르면, 발병 부위는 무릎과 허리뼈가 가장 많고 무릎은 여성, 허리뼈는 남성에게서 많이 나타난다고 알려져 있다.

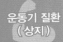
바깥쪽위관절융기염(테니스엘보)

POINT
- 단요측수근신근 기시부 힘줄에 염증이 생기면서 발병한다.
- 손목을 신전시켰을 때 나타나는 통증이 특징이다.
- 손을 사용하거나 무거운 짐을 옮기는 업무를 하는 사람에게 많이 나타난다.

테니스를 하지 않아도 일상적으로 발생할 수 있는 질환

테니스엘보는 팔꿈치 바깥 부분의 뼈와 힘줄(p.12 참조) 결합 부분이 약해지면서 생기는 통증을 말한다. 테니스 선수들에게 많이 나타났던 질환이라서 테니스엘보라고 불리고 있지만, 이는 일반적인 통칭이고 정식 명칭은 바깥쪽위관절융기염이다.

이 질환은 골프로도 발병할 수 있지만, 정작 스포츠와 관련된 발증은 그리 많지 않다. 또한 일상생활에서도 걸레를 짜거나 요리에서 후라이팬으로 웍질을 하고, 직장에서 컴퓨터를 사용할 때 통증이 나타날 수 있다.

30~50대 여성에게 많이 나타난다

테니스엘보의 원인은 아직 충분히 알려지지는 않았지만, 노화가 시작되고 힘줄이 손상을 입으면서 발병한다고 알려져 있다. 주로 30~50대 여성에게 많이 발병하고 손을 쓰거나 무거운 짐을 옮기는 일을 하는 사람들에게 많이 나타난다. 팔꿈치 바깥쪽에는 장요측수근신근, 단요측수근신근, 수지신전근 등의 폄근군(extensor muscle)이 있으며 바깥쪽위관절융기에 붙어 있다. 이 근육들은 손관절과 가락관절의 폄근군이지만, 테니스엘보는 그중에서도 특히 짧은요골쪽손목펴짐근 기시부 힘줄에 염증이 발생하는 질환이다. 손목을 굽힐 때는 통증이 없고 반대로 폈을 때 통증이 나타나는 특징을 가지고 있다. 염증은 근육이 수축하고 뼈의 부착 부분에 인력이 가해지면서 발생한다. **톰슨테스트**, **체어테스트**, **중지신전테스트** 등으로 검사한다.

키워드

기시부
골격근의 끝을 말하며 뼈에 붙은 곳을 가리킨다.

톰슨 테스트
바깥쪽위관절융기염인지 알아보는 테스트 중 하나이다. 환자가 팔꿈치를 펴고 주먹을 쥔 상태에서 손목 관절을 바깥쪽으로 젖혀 검사하는 사람이 반대 방향으로 힘을 가하는 방법이다.

체어테스트
바깥위관절융기염인지 알아보는 테스트 중 하나로, 환자가 팔꿈치를 편 상태에서 의자 등받이를 잡고 들어 올리는 방법이다.

중지신전테스트
바깥위관절융기염인지 알아보는 테스트 중 하나로, 환자가 팔꿈치에서 손가락 끝까지 쫙 편 상태를 유지하고 검사자가 중지로 아래쪽에 힘을 가하는 방법이다.

메모

장요측수근신근과 단요측수근신근
두 근육 모두 손관절(손목)을 늘릴 때 사용하는 근육을 말한다.

테니스엘보와 골프엘보

테니스엘보와 골프엘보 모두 테니스나 골프를 치지 않아도 생길 수 있는 질환이다. 일상생활에서 폄근군을 너무 많이 사용하여 염증이 발생한다.

바깥쪽위관절융기염 (테니스엘보)

팔꿈치 바깥쪽에서 통증이 생긴다. 테니스에서 백핸드 동작을 할 때 손상되는 경우가 많아서 테니스 엘보라는 이름이 붙었다.

안쪽위관절융기염 (골프엘보)

팔꿈치 안쪽에서 통증이 생기고 테니스가 원인인 경우에는 포핸드로 손상되는 경우가 많다.

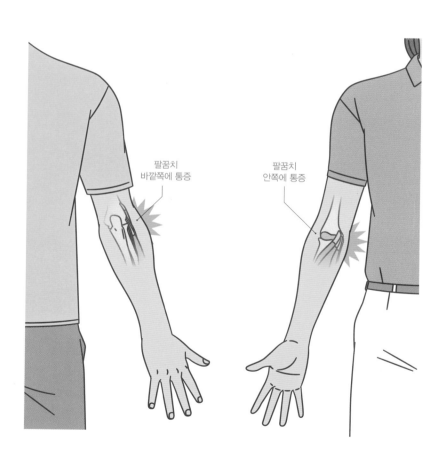

팔꿈치
바깥쪽에 통증

팔꿈치
안쪽에 통증

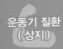

건초염

POINT

- 힘줄과 건초의 마찰로 발생하는 염증을 말한다.
- 방아쇠수지와 드퀘르뱅병인 경우가 많다.
- 임신중이나 출산 후 또는 갱년기 여성들에게 많이 발병한다.

힘줄과 건초

건초염은 힘줄과 건초의 염증으로 부종과 통증을 유발하는 질환이다. 힘줄은 터널 모양의 인대성 건초를 지나 손가락과 손목을 움직이는데, 이를 너무 많이 사용하면 힘줄과 건초 사이에 마찰이 심해져 염증을 일으키게 된다.

손목과 손가락에는 힘줄과 건초가 많이 모여 있기 때문에 건초염이 발생하기 쉬운 구조이다. 건초염 중에서도 자주 볼 수 있는 것이 방아쇠수지(탄발손가락)와 드퀘르뱅병(협착성 건초염)이다.

방아쇠수지와 드퀘르뱅병

방아쇠수지는 손바닥 쪽에 있는 MP관절(중수지관절)의 인대성 건초가 통과 장애를 일으키는 상태를 말한다. 손가락을 너무 많이 사용하면 힘줄 주변에 염증이 생기고 손가락 가까운 부근에 부종과 통증이 나타난다. 이 질환이 만성화되면 힘줄이 비대해지거나 건초가 좁아져 힘줄이 건초를 매끄럽게 지나가기 어렵다. 또한 질환이 계속 진행되면서 손가락이 튕겨지는 탄발 현상이 일어난다. 방아쇠수지는 갱년기 여성이나 임신 출산기의 여성 그리고 손을 많이 사용하는 사람들에게 자주 볼 수 있다. 당뇨병이나 투석 환자에게 발병하기도 하고 엄지, 중지, 약지에 많이 나타난다.

드퀘르뱅병은 손목 엄지 손가락 쪽 힘줄과 인대성 건초에 부종, 통증이 발생하는 건초염 중 하나로, 장무지외전근과 단무지신근, 제1힘줄 구간(건초부분)에 염증이 생기면서 매끄럽게 움직이지 못하게 된다.

시험에 나오는 어구

건초
뼈와 근육을 결합하는 조직을 힘줄이라고 하고 이 힘줄을 감싸는 조직을 건초라 한다. 힘줄이 매끄럽게 움직일 수 있도록 건초가 지탱해주고 있다. 활액초와 섬유초로 구성되어 있다.

인대성 건초
관절이 움직일 때 힘줄이 뜨지 못하게 해주는 벨트 모양의 조직을 말한다. 힘을 유용하게 전달하기 위한 활차 같은 것이라 생각하면 된다. 플리(pulley)라고도 한다.

키워드

MP관절(중수지관절)
제3관절(손가락마디관절)을 말한다.

탄발 현상
병변 부분의 손가락에서 튕기는 듯한 움직임을 보이는 현상을 말한다.

건초염의 증상

건초염 중에서 자주 보이는 증상이 바로 방아쇠수지와 드퀘르뱅병이다.

방아쇠수지

MP관절 인대성 건초 부분에 힘줄 통과 장애가 생기면서 발병한다. 손가락을 좀처럼 움직이지 못하고 움직일 때는 방아쇠를 당기는 듯한 움직임을 보여 방아쇠수지라고 한다.

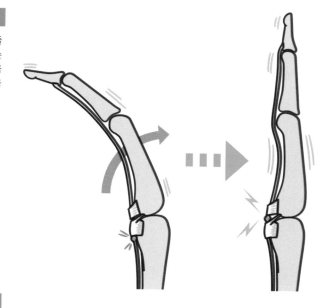

드퀘르뱅병

장무지외전근힘줄과 단무지신근힘줄의 건초 부분에 염증이 생겨 매끄럽게 움직이지 못하게 된다.

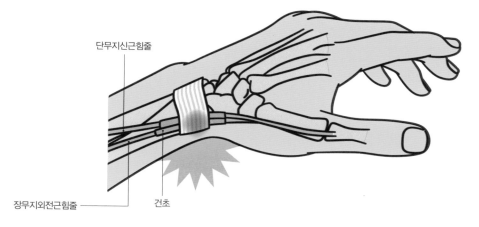

단무지신근힘줄

장무지외전근힘줄

건초

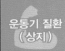

듀피트렌 구축

POINT
- 손바닥널힘줄의 비후나 섬유화가 손가락 구축을 일으킨다.
- 50대 이후의 남성에게 많이 발생하고 약지와 새끼손가락에 많이 발생한다.
- 당뇨병 환자에게 많이 발생한다.

손바닥널힘줄의 비후 또는 섬유화로 인한 손가락 구축

듀피트렌(Dupuytren) 구축은 손바닥의 피부 밑에 있는 손바닥널힘줄이라 부르는 섬유성 얇은 막이 두꺼워지면서 섬유화되고 손가락이 굽어지는 질환을 말한다.

이 질환은 손바닥부터 손가락까지 경변(硬結)이 생기고 피부가 오그라들기 때문에 손가락이나 손을 펴기 어려워진다.

듀피트렌 구축의 초기 증상으로는 손바닥에 움푹 패인 곳이 생기거나 종기 같은 결절이 생기는 것을 들 수 있다. 여기서 증상이 진행되면 구축이 일어나고 손가락이 굽어지기 시작한다. 이렇게 되면 관절의 움직임에 제한이 생기기 때문에 손가락을 펴기 어려워진다. 통증을 동반하지는 않지만, 일시적인 통증이나 부기가 나타날 수 있으며, 여기서 더 진행되면 손가락을 펼 수 없게 되어 장갑을 끼기 어려워지고 세안을 할 때 눈이나 코를 찌르는 행동을 하게 되는 등 일상생활에 지장을 준다.

널힘줄 속 콜라겐이 비정상적으로 침착하여 관여한다

듀피트렌 구축의 원인은 명확하게 밝혀진 바가 없다. 손바닥 피부 아래에 굽힘힘줄 위에 있는 널힘줄 속 콜라겐이 비정상적으로 침착(沈着)되고 구축삭이 생기면서 발병한다고 알려져 있다. 50대 남성에게 많이 나타나며 특히 백인에게 많고 동양인에게 적은 질환이다. 당뇨병이 환자에게 생기기 쉬운 질환이다. 약지와 새끼손가락에 자주 나타나지만, 다른 손가락에도 발병될 수 있다.

시험에 나오는 어구

경변
염증으로 조직이 딱딱하게 굳는 것을 말한다.

콜라겐
피부와 연골 등으로 구성된 단백질로 사람이 가지고 있는 단백질 전체 양의 30%를 차지한다.

굽힘힘줄
손가락과 굽힘근을 연결하는 조직으로, 손가락을 굽힐 때 사용하는 힘줄을 말한다.

구축삭
손바닥이나 손가락에 있는 힘줄이 비정상적으로 침착하면서 체내에서 생성된 콜라겐이 두꺼운 다발로 변한 상태를 말한다.

키워드

손바닥널힘줄
손바닥 피부 아래에 넓게 퍼진 부채꼴 모양의 널힘줄을 말한다.

손바닥널힘줄의 위치

손바닥널힘줄은 피부 아래에 부채꼴 모양으로 퍼져 있는 널힘줄로, 장장근과 단장근이 수축함으로써 물건을 쥐는 역할을 한다.

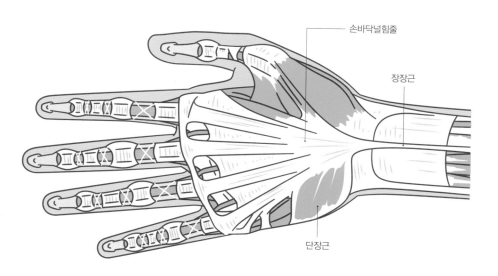

손바닥널힘줄

장장근

단장근

듀피트렌 구축의 증상

손바닥널힘줄 비후나 섬유화가 진행되면서 손가락의 구축이 일어난다. 중·장년층 이후의 남성이나 당뇨병을 앓고 있는 사람에게 합병증으로 나타난다.

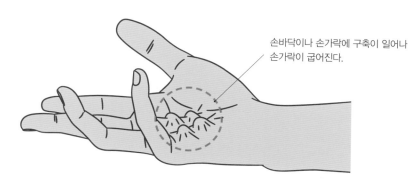

손바닥이나 손가락에 구축이 일어나 손가락이 굽어진다.

수근관증후군

> POINT
> ● 손목굴을 지나는 정중신경이 압박을 받으면서 발생하는 교액성 신경 장애이다.
> ● 손목굴에는 9개의 힘줄과 1개의 신경이 지나고 있다.
> ● 당뇨병이나 인공투석, 아밀로이드증으로 인해 발병하는 경우도 있다.

정중신경이 압박받으며 발생하는 신경 장애

수근관증후군(carpal tunnel syndrome)은 어떠한 원인으로 손목굴을 지나는 정중신경이 압박받으면서 생긴 **교액성 신경 장애**를 말한다. 손바닥 바로 옆에는 수근골과 **가로손목인대(굽힘근지지띠)**로 둘러싸인 터널 모양의 손목굴이라는 공간이 있고, 이 공간 안에는 손가락 **굽힘힘줄** 9개와 정중신경이 지나고 있다. 가로손목인대는 이 터널 안에 있는 9개의 힘줄과 정중신경을 감싸고 있는데, 손목굴의 내압이 높아지면 가로손목인대 때문에 정중신경이 압박을 받고 이로 인해 엄지, 검지, 중지의 손바닥 쪽에 저림 증상과 통증이 발생한다. 특히, 밤이나 새벽에 통증이 심한 경우도 있다. 증상이 심해지면 엄지손가락에 붙어 있는 **엄지두덩근**(thenar muscle)이 얇아지고 물건을 집을 수 없게 된다. 또한 아침에 일어날 때 손이 경직되는 경우가 많지만, 손을 털면 다시 편해진다(flick sign).

중·장년층의 여성이나 임산부에게 많이 생긴다

수근관증후군의 원인은 정확하게 밝혀지지 않았지만, 돌발성인 경우가 많고 중·장년층 여성이나 임산부, 손을 혹사할 정도의 직업을 가진 사람이나 스포츠 선수에게 자주 발생한다. 이 밖에 손목골절, **결절종**(ganglion, p.174 참조)과 같은 혹, 당뇨병이나 인공투석, 아밀로이드증이 원인이 되어 발생하는 경우도 있다. 손목굴 내에는 힘줄과 힘줄 사이 또는 힘줄과 신경 사이에 **윤활막조직**이 있는데, 힘줄과 정중신경이 매끄럽게 움직일 수 있도록 윤활유 역할을 한다.

시험에 나오는 어구

교액성 신경 장애
말초신경에 압박이 가해지면서 생기는 신경 장애를 말한다.

가로손목인대
손목굴을 형성하는 인대를 말한다.

키워드

아밀로이드증
섬유 모양의 단백질인 아밀로이드가 여러 장기에 침투하여 기능장애를 일으키는 질환의 총칭.

결절종
관절 주위에 생기는 혹을 말하며 혹 안에는 젤리 형태의 물질로 이루어져 있다. 손목에 생기는 경우가 많다.

손목굴 내부의 특징

손목굴 안은 터널 모양으로 이루어져 있고 9개의 힘줄(굽힘힘줄)과 1개의 신경(정중신경)이 지나고 있다.

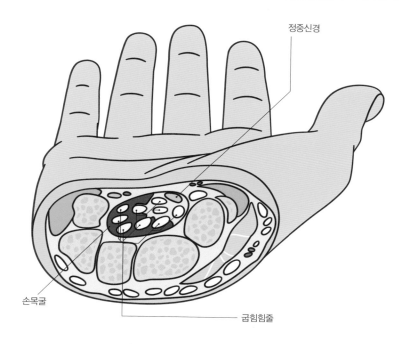

정중신경

손목굴

굽힘힘줄

정중신경 압박으로 인한 장애(수근관증후군)

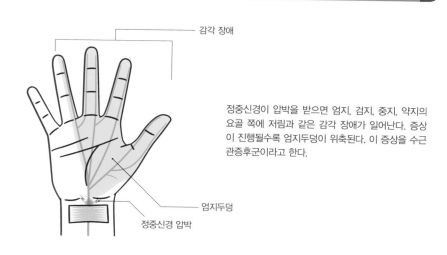

감각 장애

정중신경이 압박을 받으면 엄지, 검지, 중지, 약지의 요골 쪽에 저림과 같은 감각 장애가 일어난다. 증상이 진행될수록 엄지두덩이 위축된다. 이 증상을 수근관증후군이라고 한다.

엄지두덩

정중신경 압박

주관절증후군

- 주관절 내에 자신경 압박으로 인해 발생하는 교액성 신경 장애이다.
- 말초신경 장애 중에서도 가장 많은 질환이다.
- 새끼손가락과 약지에 저림 증상이 나타나며 섬세한 동작을 하기 어렵다.

주관절에 압박이 가해지면서 생기는 신경 장애

주관절증후군은 팔꿈치의 안쪽에 있는 자신경이 당기거나 압박이 가해지면서 발생하는 교액성 신경 장애를 말한다. 팔꿈치 안쪽에 있는 안쪽위관절융기라는 뼈의 끝부분에는 터널 모양의 주관절이 있는데, 여기에 척골신경이 지나고 있다. 주관절은 뼈와 인대로 구성되어 있지만, 공간이 좁기 때문에 압박이 가해지면 신경 장애로 진행되기 쉽다.

자신경은 새끼손가락 쪽의 감각을 지배하고 있기 때문에 신경이 압박을 받으면서 새끼손가락과 새끼손가락 쪽 약지에 저림 증상이 나타나거나 감각이 무뎌진다.

말초신경 장애 중 2번째로 많은 질환

주관절증후군은 팔꿈치를 혹사할 정도로 많이 쓰는 일을 하는 사람이나 스포츠 선수, 어린 시절 팔꿈치 부근이 골절된 적이 있는 사람에게 발생하기 쉽다. 주관절증후군은 말초신경 장애 중 2번째로 많은 질환으로, 원인은 다음과 같다.

- 팔꿈치의 혹사로 팔꿈치 주변의 근육이 발달하여 비후(肥厚)해진다.
- 결절종(p.174 참조) 등의 종양이 생긴다.
- 노화로 인해 주관절을 형성하는 뼈가 융기되어 뼈에 변형이 일어난다(변형성주관절증).
- 골절이나 탈구로 인해 팔꿈치가 변형된다(특히, 아동이 상완골외측상과골절된 후 밖굽 이팔꿈치가 변형됨).

시험에 나오는 어구

자신경
척골 옆을 지나는 신경조직으로 뼈나 근육에게 보호받지 못하는 가장 큰 신경으로 새끼손가락과 새끼손가락 쪽 약지의 감각을 지배하고 있다.

교액성 신경 장애
말초신경에 압력이 가하면서 발생하는 신경 장애를 말한다.

키워드

변형성주관절증
발꿈치를 혹사하면 충격을 완화시켜주는 쿠션역할의 관절연골이 닳아 뼈가 변형되고 골극이 생기는 질환이다. 통증을 동반한다.

주관절

주관절은 오스본인대의 바로 아래에 있는 터널 모양의 구조 부분을 말한다. 위쪽도르래팔꿈치인대 등으로 인해
형성되는 터널 모양 부분을 포함하기도 한다.

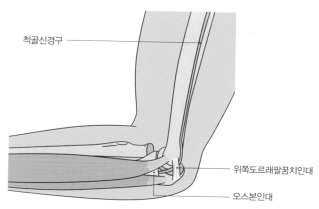

척골신경구

위쪽도르래팔꿈치인대

오스본인대

주관절증후군으로 인한 장애

저림이 나타나는 부위

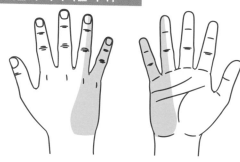

자신경은 새끼손가락과 약지의 새끼손가락
부분(손바닥)을 지배하고 있다. 같은 부위에
저림이나 감각 저하, 굽힘 장애 등이 나타나
섬세한 동작이 어려워질 수 있다.

증상

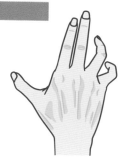

신경 마비가 진행되면 손 근육이 얇아지고
약지와 새끼손가락에 변형이 일어난다.

망치손가락

POINT

- 모양이 나무망치와 닮았다고 해서 망치손가락이라는 이름이 붙었다.
- 건성망치수지와 골성망치수지로 나뉜다.
- 치료하지 않고 방치하면 증상이 악화되어 백조목변형으로 발전한다.

나무망치와 같은 변형

망치손가락(mallet finger)은 외상 등으로 인해 손가락의 제1관절인 DIP관절(원위지관절, p.50 참조)이 나무망치(mallet)와 같은 모양으로 변한 상태를 나타내는 질환이다. 공이 손가락 끝에 닿았을 때 세게 부딪혀서 손가락을 삔 상태와 비슷하며 DIP관절의 굴곡 방향에 외부의 힘이 더해지면서 수지신전근 기능이 손상되어 발생한다. 구기 종목을 하면서 발생하는 경우가 많고, 특히 중지와 약지에 많이 나타난다.

배구에서는 오버핸드 패스나 블로킹을 할 때, 농구에서는 패스를 할 때 많이 발생하며 야구는 포수나 수비 선수에게 많이 발생한다고 알려져 있다.

건성망치수지와 골성망치수지

망치손가락은 DIP관절이 변형을 일으키면서 통증과 부종, 발적(發赤)이 나타나고 스스로 손가락을 펼 수 없게 된다(자동 신전 불능). 하지만 다른 한쪽 손으로 손가락을 펴면 펴질 수도 있다(타동 신전 가능). 망치손가락에는 외부 힘에 의해 힘줄이 끊어진 상태인 건성망치수지와 DIP관절 내에서 힘줄이 붙은 뼈의 일부가 골절된 상태인 골성망치수지가 있다. 골성망치수지는 원위지골이 찢김골절(avulsion fracture)되는 경우와 손바닥쪽 원위지골이 불완전탈구(p.98 참조)를 동반하는 경우가 있다. 이 2가지는 치료법이 다르기 때문에 X선 검사 등을 통해 확인하는 것이 중요하다. 또한 망치손가락을 계속 방치하면 백조의 목과 같이 구부러진 형태인 백조목 변형이 생기는 경우도 있다.

 시험에 나오는 어구

수지신전근 기능
손가락을 굽히거나 피는 기능을 말한다.

키워드

찢김골절
근육이 급격하게 수축하여 뼈의 일부분이 떨어지면서 생기는 골절을 말한다.

메모

망치손가락으로 인한 손가락 변형
백조의 목 같이 변형된 백조목 변형. 중심척이 어긋나면서 발생하는 단추구멍변형. 갈퀴변형 등이 있다.

망치손가락의 원인과 외관

이른바 손가락염좌의 일종으로, DIP관절(제1관절)이 굴곡되어 손가락을 펴기 어려워진다.

원인

공이 손가락 끝에 닿을 때 일어나고 비교적 중지와 약지에 생기기 쉽다. 또한 손가락 염좌에는 골절, 인대손상, 탈구와 같은 증상이 있으며 변형을 동반하는 경우도 있다.

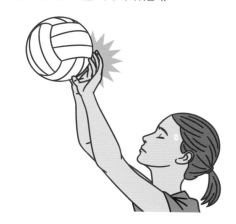

외관

손가락염좌로 인해 망치손가락이 발생한 경우, 제1관절이 나무망치와 같은 형상으로 굴곡한다. 혼자서는 펴기 어렵지만, 반대쪽의 다른 손가락을 사용하면 손가락을 펼 수 있다. 건성망치수지와 골성망치수지로 나뉜다(그림은 건성망치수지이다). 여기서 병이 더 진행되면 백조목 변형이 일어날 수도 있다.

망치손가락

나무망치처럼 굽어지고 손가락을 혼자 힘으로 펴기 어렵다.

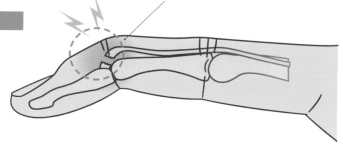

백조목처럼 꺾이고 굽어진다.

백조목 변형

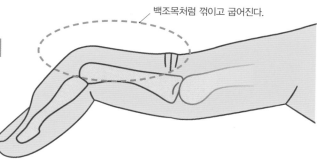

원위요골 골절

POINT
● 넘어질 때 가장 빈번하게 일어나는 골절이다.
● 폐경 후 골다공증이 있는 여성에게 많이 발생한다.
● 골절선과 골편위 전위 방향에 따라 골절 형태를 분류한다.

골다공증이 있는 여성에게 많이 발생한다

원위요골 골절(Distal radius fracture)은 넘어지면서 손이 바닥에 닿았을 때 발생하는 골절을 말한다. 요골이 손목 부근 원위단(遠位端)에서 부러진 골절을 말하며, 특히 폐경 후 골다공증(p.164 참조)을 가진 여성이 넘어질 때 많이 발생한다. 골다공증일 경우, 실내에서 넘어지더라도 골절이 쉽게 발생한다.

원위요골 골절은 수근관절에 강한 통증이나 부종, 관절 가동 범위에 제한이 생기는 것이 특징이다. 젊은층이 오토바이나 자전거로 인해 넘어지는 경우, 스포츠나 교통사고와 같은 외상으로 인해 발생하는 경우도 있다.

골절되었을 때 어긋난 정도에 따라 분류한다

원위요골 골절은 골절되었을 때의 전위(어긋남)로 분류한다. 골절이 등쪽(손등)에 전위했을 경우를 콜레스 골절이라고 하는데, 대부분 이에 속한다. 마치 포크같이 변형한다고 하여 포크형 변형이라고도 불린다. 콜레스 골절로 인한 합병증으로는 수근관증후군(p.108 참조), 정중신경 장애, 변형성 손관절증, 장무지신근 힘줄(EPL) 피하 조직 등이 있다. 한편 골절이 손바닥 쪽에 전위된 경우를 스미스 골절이라고 하는데, 자전거 핸들을 쥔 채로 전도된 경우에 일어난다.

골절이 손관절 안에서 일어난 경우에는 바튼 골절, 손관절 등쪽에서 전위를 동반한 골절을 등쪽 바튼 골절, 손관절의 손바닥 쪽에서 전위를 동반한 골절을 바닥쪽 바튼 골절이라고 한다.

 시험에 나오는 어구

원위단
원위(遠位)란 몸통에서 떨어진 쪽을 말한다. 그리고 원위단은 몸통에서 먼 쪽의 뼈 끝을 가리킨다. 가까운 쪽은 근위단이라고 한다.

키워드

전위
뼈의 위치가 어긋난 상태를 말하며 골절 등으로 뼈 조각이 원래 위치에서 어긋나있는 상태를 가리킨다.

콜레스 골절의 특징

요골원위단에 생기는 골절 중 가장 많은 증상이 콜레스 골절이다. 부러진 원위골이 손등 쪽으로 어긋나기 때문에
환부가 솟아올라 포크 모양의 변형을 일으킨다.

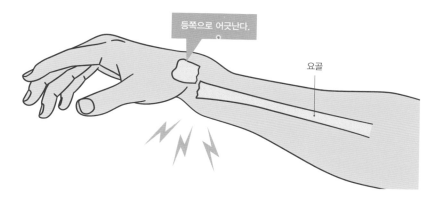

골다공증을 앓고 있는 고령의 여성이 넘어졌을 때 바닥에 손을 짚으면서 생길 수 있다.

원위요골 골절의 종류

원위요골 골절은 원위골 끝 또는 수근골이 어긋난 장소에 따라 나뉜다.

종류	어긋난 뼈	어긋난 곳
콜레스 골절	원위골 끝	등 쪽
스미스 골절	원위골 끝	바닥 쪽
바튼 골절	수근골(관절 내 골절)	손등, 손바닥 모두 전위될 수 있다. 각각 등쪽 바튼 골절, 바닥쪽 바튼 골절 이라 불린다.

주목받는 스포츠 의학

스포츠는 어린아이부터 어른까지 널리 보급되어 있는 종목으로, 고령 사회가 되어감에 따라 특히 건강 증진이라는 관점에서 중요한 역할을 담당하고 있다. 그래서 최근 주목받고 있는 분야가 '스포츠 의학'이다. 스포츠 의학은 스포츠 선수를 비롯하여 스포츠 선수의 사고 치료나 예방, 신체 사용법을 담당하는 의학 분야이다.

스포츠 의학에서 취급하는 사고 대상은 스포츠 장애로, '스포츠 외상'과 '스포츠 장애'로 분류할 수 있다. 그중 스포츠 외상은 골절, 염좌, 탈구와 같은 상처로 발생할 수 있는 사고를 가리키고, 스포츠 장애는 이렇다 할 원인은 없지만 스트레스가 반복되면서 발생할 수 있는 장애를 가리킨다. 예를 들면 신체 일부분을 너무 많이 사용하여 아킬레스건에 염증, 테니스엘보, 이단성골연골염 등이 생길 수 있다.

스포츠 외상의 경우, 손상을 입은 부위와 그 정도에 따라 치료법이 달라지는데, 대부분은 보존적 치료(p.86 참조)를 실시하고 시간이 흐르면서 증상이 경감되기 때문에 치료나 재활 계획을 세우기 쉬운 편이다. 한편 스포츠 장애의 경우, 좀처럼 원인을 알기 어려워 치료가 장기화되는 경우도 있다.

스포츠가 인기가 많아지고 있는 현대에는 유소년기부터 스포츠를 하는 아이들도 많다. 특히 일본에서 인기가 많은 종목 중 하나인 야구는 의학회에서 '청소년의 야구 장애에 대한 제언'이 나와 아이들의 신체적 부담을 줄이고 있다.

이 제언에 따르면, 투구 수는 경기를 포함하여 초등학생의 경우 1일 50구·주 200구 이내, 중학생의 경우 1일 70구·주 350구 이내, 고등학생의 경우 1일 100구·주 500구 이내가 바람직하다.

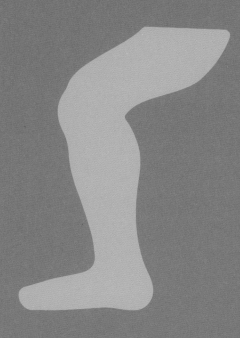

4장

운동기 질환(하지)

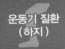
대퇴골경부골절

POINT
● 대퇴골 부근에서 일어난 골절 중에는 가장 많다.
● 골절 직후부터 극심한 통증이 발생하고 보행이 어려워진다.
● 고령자가 누워 있게 되는 원인 중 하나이다.

엉덩관절에서 발생하는 골절 중에서 가장 많다

다리와 연결된 엉덩관절은 넓적다리의 뼈인 대퇴골과 골반을 이어주는 관절이다. 대퇴골 위에는 둥근 모양의 대퇴골두가 있고 바로 그 밑에는 경부라고 부르는 가늘고 잘록한 부분이 있다. 경부는 근육이 붙는 부위로, 대퇴돌기(trochanter)라고 부르는 튀어나온 부분과 연결되어 있다.

대퇴골경부골절은 대퇴부경부가 골절된 상태를 말한다. 엉덩관절에 생기는 대부분의 골절은 대퇴골경부, 대퇴돌기(trochanter of femur) 또는 돌기밑에 발생한다. 대퇴골경부가 골절되면 골절 직후부터 엉덩관절에 극심한 통증이 나타나 걷지도, 서지도 못하게 된다. 대퇴골경부골절은 골절 부위의 전위(轉位) 정도를 X선 영상으로 분류한 가든 분류(Garden Stage)에 따라 4단계로 분류하고 있다(오른쪽 'COLUMN' 참조).

고령자가 누워 있게 되는 원인이 된다

대퇴골경부골절은 60세 이상부터 서서히 증가하기 시작해 70세 이후에 급증한다. 특히, 여성에게 많이 나타나는 질환으로, 남녀 비율은 1:4 정도이다. 골절은 주로 방안에서 발생하는데, 가벼운 외부의 힘이라도 골절을 일으키는 경우가 있다. 그리고 그 배경에는 노화로 인해 뼈가 약해지는 골다공증(p.164 참조)이 있다. 노화로 인한 운동 부족과 시력 저하도 요인으로 꼽을 수 있다.

시험에 나오는 어구

엉덩관절
다리와 붙어 있는 관절이다.

대퇴돌기
근육이 붙은 부위로 대퇴골 경부에서 이어지며 튀어나온 부분을 말한다.

대퇴골두의 구조

대퇴골의 구조는 다음과 같다.

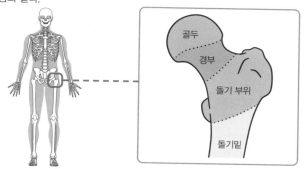

골두
경부
돌기 부위
돌기밑

대퇴골골절의 분류

대퇴골 골절에는 대퇴골경부골절 외에도 대퇴골두골절 또는 대퇴돌기골절 등이 있으며 골절 부위에 따라 분류한다.

분류	골절 부위	특징
골두골절	골두	● 관절 내에서 골절 ● 교통사고 등으로 골절되는 경우가 많다.
경부골절	경부	● 관절 내에서 골절된 것이며 경부안쪽골절이라고도 한다. ● 고령자가 넘어지면서 골절되기 쉽다. ● 혈액순환이 원활하지 못하게 되므로 내부 고정(p.90 참조)에서는 치료되기 어렵고 인공골두치환술이나 인공관절치환술(p.90 참조)이 적절하다.
대퇴돌기부분골절	대퇴돌기	● 관절외부골절이며 경부바깥쪽골절이라고도 한다. ● 고령자가 넘어지면서 골절되기 쉽다. ● 혈액순환이 원활하지 못하기 때문에 일반적으로는 내부 고정(p.90 참조)이 이루어진다.
돌기밑골절	돌기밑	● 관절 외 골절 ● 교통사고 등으로 골절되는 경우가 많다. ● 어긋나기 쉬우므로 골수내못고정 또는 플레이트로 고정(p.90 참조)할 필요가 있다.

COLUMN 전위 정도를 나타내는 가든 분류

가든 분류는 전위 정도에 따라 스테이지를 1부터 4까지 분류하였다. 스테이지 1은 불완전골절로 뼈에 금이 간 상태를 나타내고, 스테이지 2는 전위되지 않은 완전 골절 상태를 나타낸다. 스테이지 3은 전위를 수반하는 완전 골절 상태를 말하며 스테이지 4는 고도의 전위를 수반하는 완전 골절 상태를 말한다.

변형성고관절증

POINT

- 엉덩관절 연골이 닳아 구개나 골두가 변형된다.
- 엉덩관절은 구관절로 가동 범위가 넓고 자유도가 높다.
- 일본인 중에서는 구개형성부전이 원인으로 발생하는 질병이 많다.

연골이 닳으면서 변형되는 진행성 질환이다

변형성고관절증은 엉덩관절의 연골이 닳아 없어지는 진행성 질환이다. 엉덩관절은 대퇴골과 골반으로 구성된 구관절이며 대퇴골의 윗부분이 둥근 모양을 하고 있다. 또한 골반의 절구는 대퇴골 제일 끝부분을 감싸듯이 둥글고 움푹 패인 모양을 하고 있다. 엉덩관절은 대퇴골가 둥근 모양을 하고 있기 때문에 가동 범위가 넓고 자유도가 높은 관절 중 하나이다.

변형성고관절증은 관절에서 쿠션 역할을 담당하는 연골이 닳아서 골반 쪽을 받치는 구개와 대퇴골 끝부분인 골두가 변형되는 질환이다. 통증이나 가동 범위 제한(p.94 참조), 절뚝거림 등이 발생하는데, 대부분의 증상은 보행 시 서혜부나 대퇴골에 나타난다.

40~50대 이상의 여성에게 많이 나타난다

변형성고관절증은 명확한 원인 없이 노화나 체중 증가로 인해 발생하는 1차성 고관절증과 구개형성부전이나 발달성 고관절 이형성증(developmental dysplasia of the hip) 등으로 발생하는 2차성 고관절증이 있다. 구개형성부전은 구개(臼蓋)가 불완전한 상태이기 때문에 대퇴골 쪽의 연골과 마찰되면서 닳아 없어지면서 염증을 일으킨다.

외국인은 1차성, 일본인은 2차성이 많으며 약 80%가 구개형성부전을 원인으로 꼽고 있다. 40~50대 이상의 여성에게 많이 나타나며 이밖에 장시간 서서 일하거나 무거운 물건을 나르는 직업을 가진 사람에게서 볼 수 있다.

시험에 나오는 어구

구개
관골절구의 일부분으로 그릇처럼 둥글게 움푹 패인 부분을 말한다.

키워드

연골
뼈의 관절면을 감싸는 조직으로, 약 70%가 수분으로 이루어져 있으며 히알루론산, 콜라겐 등이 포함되어 있다.

메모

절뚝거림(파행, 跛行)
발을 질질 끌며 걷는 모습을 말한다.

변형성고관절증이 발생하는 구조

고령의 여성에게 자주 발생하며 구개형성부전이 발생 원인인 경우가 많다.

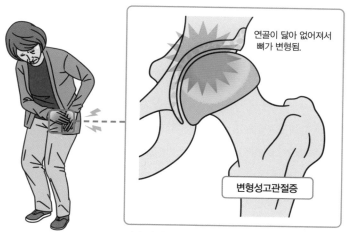

연골이 닳아 없어져서 뼈가 변형됨.

변형성고관절증

뼈와 뼈 사이에 있는 연골이 닳아 없어지고 틈도 없어진다.
또한 뼈가 변형을 일으키면서 엉덩관절에 통증이 발생한다.

변형성고관절증의 증상

변형성고관절증에 걸리면 다음과 같은 증상이 나타난다.

시기	엉덩관절의 상태	증상
초기	● 관절이 닳기 시작한다.	• 일어서거나 걷기 시작할 때 다리 근처에 통증을 느낀다.
진행기	● 관절이 계속 닳고 있다.	• 보행 시 통증이 심해진다. • 양말을 신거나 웅크린 자세와 같은 일상 동작이 힘들어진다.
말기	● 엉덩관절이 변형된다.	• 다리 부근을 쫙 펼 수 없다. • 절뚝거리는 증상이 보인다. • 좌우 발의 길이가 변한다.

대퇴골두무혈성괴사

POINT
- 대퇴골두로 가는 혈류가 끊어져 괴사가 일어난 상태를 말한다.
- 증후성과 특발성으로 분류한다.
- 특발성 대퇴골두무혈성괴사는 난치병 중 하나이다.

대퇴골두로 가는 혈류가 막혀 골두가 괴사한다

대퇴골두무혈성괴사는 대퇴골의 골두로 향하는 혈액이 충분하지 않아 뼈가 괴사되는 질환을 말한다. 괴사된 뼈는 괴사되기 전으로 돌아가지 않고 약해진 뼈를 체중으로 압력을 가해 눌러 버리고 결국 골두가 함몰되고 만다. 뼈가 괴사하면 그 주변의 연골도 열화(劣化)한다. 처음에는 갑작스런 엉덩관절의 통증이 나타나지만, 2~3주 정도 만에 호전되는 경우가 많다고 한다. 하지만 병이 진행될수록 지속적인 통증이 나타나고 엉덩관절이나 대퇴골이 변형되면서 가동 범위가 제한되어 간헐적 파행(p.141 'COLUMN' 참조)이 나타난다. 뼈가 괴사된 단계에서는 통증을 느끼지 못하지만, 골두가 무너지면 통증이 나타난다.

증후성과 특발성으로 나뉜다

대퇴골두무혈성괴사는 원인이 명확한 증후성 대퇴골두무혈성괴사와 원인이 불명확한 특발성 대퇴골두무혈성괴사로 나뉜다. 특발성 대퇴골두무혈성괴사는 국가에서 난치성 질환으로 지정된 질환 중 하나이다. 이와 반대로 증후성 대퇴골두무혈성괴사증이 나타나는 원인으로는 대퇴골경부골절(p.118 참조) 엉덩관절탈구와 같은 외상 외에 방사선치료, 감압증 등이 있다. 방치하면 변형성고관절증(p.120 참조)으로 진행될 수 있으므로 치료가 필요하다.

시험에 나오는 어구

괴사
세포가 죽은 상태를 말한다.

키워드

스테로이드
부신으로 만들어지는 부신피질 호르몬을 인공적으로 합성한 약으로, 항염증 작용이나 면역 억제 작용 등에 이용된다.

메모

난치성 질환
질병에 대한 체계가 명확하지 않아 치료 방침이 확립되지 않은 희귀 질환을 말하며 장기적으로 요양이 필요한 질병을 말한다. 이 중 의료비를 지원받을 수 있는 난치병은 현재 1174개 질환이다 예를 들면, 후방종인대골화증(p.148 참조), 강직성 척추염(p.156 참조), 비타민 D 저항 구루병(골연화증)(p.166 참조), 크론병, 전신홍반루푸스, 파킨슨병 등을 들 수 있다.

대퇴골두로 흐르는 혈액

대퇴골두에는 대퇴골두인대동맥과 안쪽, 바깥쪽대퇴회선동맥에 혈액이 흐르고 있다.

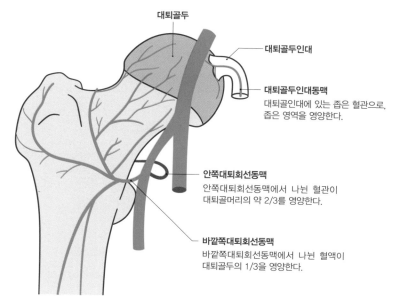

대퇴골두

대퇴골두인대

대퇴골두인대동맥
대퇴골인대에 있는 좁은 혈관으로, 좁은 영역을 영양한다.

안쪽대퇴회선동맥
안쪽대퇴회선동맥에서 나뉜 혈관이 대퇴골머리의 약 2/3를 영양한다.

바깥쪽대퇴회선동맥
바깥쪽대퇴회선동맥에서 나뉜 혈액이 대퇴골두의 1/3을 영양한다.

* '영양'은 혈관이 분포된 곳에 산소와 영양분을 전달하는 상태를 말한다.

대퇴골두무혈성괴사의 진행 과정

대퇴골두무혈성괴사는 뼈가 괴사한 후 골두가 찌그러지면서 통증을 느끼게 된다.

정상 상태
골두와 관절의 공간이 유지되고 있다.

괴사 발생
골두에 괴사가 생겨 압력이 가해진다.

증상의 진행
골두가 함몰되면서 연골도 열화한다.

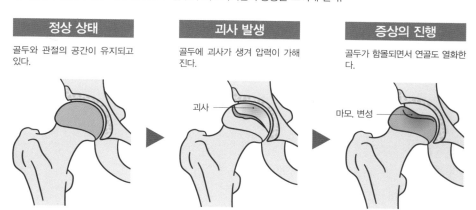

괴사

마모, 변성

123

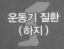
반월연골판 손상

- 반월연골판은 충격을 흡수하고 무릎관절을 안정화시키는 섬유연골이다.
- 스포츠 경기를 통해 자주 발생하며 노화나 선천적인 요인으로 발증하기도 한다.
- 만성화되면 변형성 슬관절증에 걸릴 수도 있다.

반월연골판은 충격을 흡수하고 무릎관절의 안정을 돕는다

반월연골판은 대퇴골과 경골에 끼인 조직으로, 무릎관절의 안과 밖에 있는 초승달 모양의 섬유연골이다. 안쪽에 있는 판막을 내측반월상연골(medial meniscus), 바깥쪽에 있는 판막을 외측반월상연골(lateral meniscus)이라고 한다(p.66 참조). 반월연골판은 외부의 힘을 받았을 때 쿠션과 같이 충격을 흡수하거나 무릎관절이 안정을 유지할 수 있도록 돕는 기능을 한다.

반월연골판이 손상되면 관절에 부정이나 통증 이외에도 무릎을 펼 때 걸리는 느낌의 캐칭(catching)이라는 증상이 일어난다. 또한 갈라진 반월연골판이 관절 틈 사이에 걸려 무릎의 굽힘과 폄 작용이 어려워지는 로킹(rocking) 증상이 나타나는 경우도 있다. 반월연골판의 손상은 전방십자인대 손상을 함께 일으키는 경우도 있다. 또한 이와 반대로 전방십자인대 손상 때문에 반월연골판이 손상되는 경우도 있다.

만성화될 경우, 변형성슬관절증으로 진행될 수도 있다

반월연골판은 탄력성을 가지고 있지만, 무릎을 돌리는 기능이 약하다는 특징도 있다. 그래서 스포츠 경기에서 점프 후 착지할 때 무릎이 바깥굽이한 다음 비틀어져 손상되는 경우가 있고 노화로 인해 반월연골판이 변형되거나 선천적으로 원반 모양을 한 경우도 있다.

손상된 반월연골판은 형태에 따라 종파열, 횡파열, 변성파열, 수평파열 등으로 분류할 수 있고 만성화되면 관절염을 일으켜 변성형슬관절증(Osteoaritis of the Knee)으로 진행될 수도 있다.

📖 시험에 나오는 어구

전방십자인대
무릎을 지지하는 인대 중 하나이다.

관절염
관절 내에서 생긴 염증을 말한다.

반월연골판 손상의 분류

반월연골판 손상은 파열된 형태에 따라 종파열, 횡파열, 변성파열, 수평파열 등으로 분류한다.

분류		특징
종파열		● 반월연골판이 세로로 파열되어 손상을 입음. ● 젊은 사람이 스포츠 경기를 하다 외상을 입는 경우가 많음.
횡파열		● 반월연골판이 가로로 파열되어 손상을 입음. ● 무릎을 돌리거나 비틀 때 발생함.
변성파열		● 노화로 인해 약해진 반월연골판에 힘을 가했을 때 손상됨. ● 고령자에게서 많이 볼 수 있음.
수평파열		● 반월연골판이 수평 방향으로 파열되면서 손상을 입음. ● 소아나 중·장년층에게서 많이 나타남.

Athletics Column

스포츠 경기로 인한 반월연골판 손상

 스포츠 경기에는 부상이 따르기 마련이다. 스포츠로 인한 무릎 부상은 골절이나 인대 손상, 연골이나 반월연골판 손상 등이 있는데 그중에서도 반월연골판 손상과 인대 손상이 많으며 특히 농구나 배구 등의 스포츠 경기에서 점프 후 착지할 때 손상된다고 알려져 있다. 이 밖에도 럭비와 같은 컨택트 스포츠(contact sport)를 할 때 달리기를 하거나 무릎에 태클을 걸면서 손상될 수도 있는데, 경증인 경우에는 환부를 고정하거나 진통제를 통해 보존적 요법을 실시하고, 중증인 경우에는 외과적 요법을 실시한다. 그래서 격렬한 스포츠 경기에서는 이러한 부상이 반복되는 경우도 있으므로 무엇보다 예방이 중요하다. 평소에 늘 근력 운동이나 스트레칭을 하고 운동 전에는 준비 체조를 해 보자.

아킬레스힘줄 파열

POINT
- 아킬레스힘줄은 하퇴삼두근과 종골을 연결하는 인체 최대의 힘줄이다.
- 30~50대의 스포츠 애호가들에게서 많이 나타난다.
- 고령자들은 넘어지면서 발생할 수도 있다.

아킬레스힘줄은 인체 최대의 힘줄

아킬레스힘줄 파열은 스포츠 외상과 같이 외부 활동으로 인해 발생하는 힘줄 손상을 말한다.

여기서 말하는 아킬레스힘줄은 가자미근과 비복근으로 구성된 하퇴삼두근과 발뒤꿈치에 있는 뼈인 종골을 연결하는 힘줄이다. 길이는 20cm 정도로 발끝으로 서거나 점프를 할 때 사용하는, 인체에서 가장 크고 튼튼한 힘줄이다. 아킬레스힘줄은 나이가 들면서 퇴행성변성되어 30세 무렵부터 유연성이 서서히 저하된다고 알려져 있다.

아킬레스힘줄이 파열될 때는 하퇴삼두근부터 발관절 부근을 발로 차거나 막대기로 때리는 듯한 느낌이 들거나 파열음("딱"소리)를 느끼는 경우도 있다. 파열된 이후에는 발뒤꿈치를 들지 못하게 되고 통증을 느끼거나 다친 다리에 힘이 들어가지 않는 증상이 나타난다. 부상 직후에는 걸을 수 없지만, 잠시 동안 걷게 되는 경우도 있다.

고령자 중에는 넘어져서 발병하는 경우도 있다

아킬레스힘줄 파열은 대부분 스포츠로 인한 손상이 원인이다. 아킬레스힘줄이 파열되는 경기의 종류에는 테니스, 배드민턴, 배구 등이 있고 달리거나 점프하면서 아킬레스힘줄에 강한 힘이 가해져 파열된다. 또한 중·장년층 스포츠 애호가들에게도 많이 발생하고 오랜만에 운동을 하거나 자녀 운동회에 참가했을 때 손상되는 경우가 있다. 고령의 노인들 중에는 넘어지거나 침대에서 낙상하였을 때 발병하기도 한다.

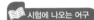 시험에 나오는 어구

가자미근
하퇴삼두근을 구성하는 근육 중 하나로, 비복근 안쪽에 위치한다.

비복근
하퇴삼두근을 구성하는 근육 중 하나로, 가자미근 바깥 부분에 있는 근육이다. 비복근과 가자미근의 힘줄이 만나 아킬레스힘줄이 된다. 또한 아킬레스힘줄은 종골로 이어진다.

퇴행성변성
조직의 형태가 변하여 기능이 저하하는 상태를 말한다.

 메모

파열음
손상될 때 환자 본인이 느낄 수 있는 "퍽" 또는 "딱" 하고 힘줄이 끊어질 때 나는 소리를 말한다. 퍽 하는 소리가 난다고도 표현한다.

아킬레스힘줄의 구성

아킬레스힘줄은 가자미근과 비복근으로 구성된 하퇴삼두근과 종골을 이어 주는 인체에서 가장 큰 힘줄을 말한다.

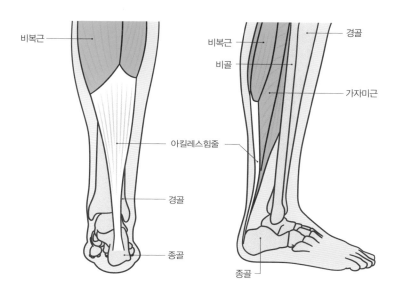

아킬레스힘줄 파열 시 증상

아킬레스힘줄 파열은 테니스나 검토, 배구와 같이 순간적으로 이동하는 스포츠를 할 때 발생한다. 이 밖에 고령자가 넘어질 때도 발생한다.

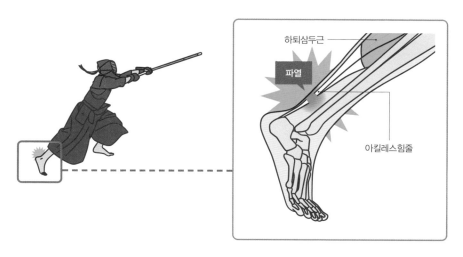

무지외반증

POINT

- 발 한쪽은 28개의 뼈로 이루어져 있다.
- 무지외반증 각도가 20° 이상인 경우, 무지외반증이라고 한다.
- 발의 아치가 무너지면서 발병한다.

무지외반증은 발의 아치가 파열된 결과

발은 한쪽에만 28개의 뼈로 구성되어 있으며 각각 인대와 힘줄로 연결되어 있다. 각 뼈 주위에는 근육이 뻗어 있는 구조로 발을 형성하고 있다. 발은 안쪽 세로 아치, 바깥쪽 세로 아치, 가로 아치라는 아치 구조(p.76 참고)가 있으며 몸 전체의 균형을 잡아 주거나 땅에서 받는 충격을 완화시키는 역할을 한다. 이 아치 구조가 무너지면서 발에는 여러 장애가 발생하는 것이다. 무지외반증도 그중 하나로, 엄지가 검지 쪽으로 곡선을 그리며 변형된 상태를 말한다.

무지외반증의 중증과 경증

무지외반증의 가이드라인에는 무지외반증 각도(HV 각도)가 20° 이상일 경우, 무지외반증으로 정의하고 있다. 또한 중증도 분류에서 경도는 20~30°, 중등도는 30~40°, 중증인 경우에는 40° 이상으로 정의하고 있다.

무지외반증의 발병 요인으로는 유전과 성별에 따른 내인적 요인 외에 신발, 나이로 인한 외적인 요인을 들 수 있다. 특히 여성에게 잘 발생하는데, 그 이유로는 하이힐이나 끝이 가는 신발을 신을 기회가 많아 발 끝에 부담이 많이 간다는 점을 들 수 있다.

또한 엄지발가락이 검지발가락보다 긴 이집트형 발가락이라 부르는 타입은 구두나 하중의 영향을 받기 쉬우므로 그리스형이나 스퀘어형 발보다 무지외반증이 잘 발생한다는 보고가 있다(오른쪽 페이지 'COLUMN' 참조).

시험에 나오는 어구

안쪽 세로 아치
소위 발아치라 부르는 부분을 말하며 이 부분이 무너지면 평발이 된다.

무지외반증 각도(HV 각도)
발의 제1근위지골축과 제1중족골축이 이루는 각도를 말한다. HV각도는 Hallux valgus angle의 줄임말이다.

하중
여기서는 체중이 가하는 힘을 말한다.

무지외반증의 용태

제1근위지골축과 제1중족골축이 20° 이상인 경우를 무지외반증이라고 정의한다.

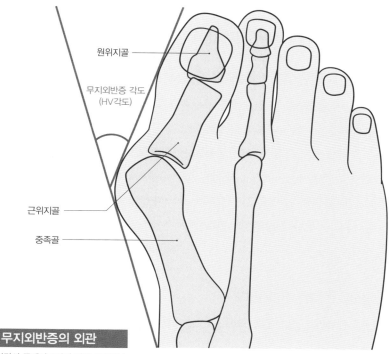

원위지골

무지외반증 각도
(HV각도)

근위지골

중족골

무지외반증의 외관

엄지발가락의 끝에서 3번째 뼈와 중족골부
근이 크게 휜 상태이다.

COLUMN ### 발 모양의 3가지 타입

사람의 발 모양은 '이집트형', '그리스형', '스퀘어형'의 3가지로 나뉜다. 발 모양은 신발을 고를 때 중
요하며 특히 무지외반증이 있는 경우, 자신과 맞지 않는 신발을 신으면 증상이 더욱 악화되므로 주의
해야 한다. 이집트형은 엄지발가락이 가장 긴 발 타입으로 일본인에게 많다고 알려져 있으며 보행 시
에 엄지가 새끼발가락 쪽으로 쉽게 기울기 때문에 무지외반증에 걸리기 쉽다. 또한 그리스형은 검지발
가락이 가장 긴 타입으로, 서양인에게서 많이 볼 수 있으며 무지외반증과 거리가 먼 타입이라고 한다.
마지막으로 스퀘어형은 발가락의 길이가 거의 모두 변하지 않는 타입이며 일본인에게는 적다고 한다.

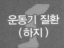
전방십자인대 손상

POINT

- 무릎관절은 신체에서 가장 무거운 관절 중 하나이다.
- 스포츠 장애 중에서 발병 빈도가 높다.
- 방치할 경우, 반월연골판과 연골이 손상되는 경우도 있다.

전방십자인대는 무릎관절이 안정적일 수 있게 유지해 준다

전방십자인대는 무릎관절의 관절낭 속에 인대 중 하나로 대퇴골 뒷부분에서 경골 앞부분을 이어 주며 무릎관절 과신전(hyperextension)을 방지하는 역할을 한다. 무릎관절 안에는 전방십자인대를 비롯하여 뒤쪽 아래에서 앞쪽 위로 뻗어 있는 후방십자인대, 관절 내에서 좌우 움직임을 막아 주는 내측측부인대와 외측측부인대가 있다. 이 밖에 쿠션 역할을 하는 섬유연골의 내측반월상연골과 외측반월상연골이 무릎을 안정적으로 유지시키고 있다.

스포츠 활동 중에 자주 발생한다

전방십자인대 손상은 스포츠 활동 중에 자주 발생하며 손상 원인으로 접촉형과 비접촉형 2가지가 있다. 또한 스포즈 장애 중에서 발생 빈도가 높은 질환에 속한다. 접촉형은 럭비, 미식축구, 유도와 같이 무릎에 직접적인 힘이 가해져 손상을 입은 경우를 말한다. 이와 반대로 비접촉형은 농구, 축구, 배구 등 점프 후 착지를 하며 급하게 방향을 회전하거나 급정지하면서 무릎관절에 비정상적인 회전이 걸리며 발병한다.

손상을 입을 때 "푹" 하는 파열음(p.126 참조)을 느낄 수 있으며 무릎꺾임(무릎이 무너지는 듯한 감각)이 생기는 경우도 있다.

이 부위가 손상되면 무릎의 통증과 부종, 관절가동 영역장애가 나타나고 근력이 저하되는 경우도 있다. 무릎관절이 불안정해지면서 반월연골판과 연골이 손상되는 경우도 있다. 또한 남성보다 여성에게 많이 발병한다고 한다.

시험에 나오는 어구

과신전
무릎이나 주관절을 신전시킬 때 관절이 반듯하게 펴지는 위치 이상으로 늘어난 상태를 말한다.

무릎관절 인대의 구조

전방십자인대는 대퇴골과 경골을 결합하여 무릎관절이 안정적일 수 있도록 도와준다.

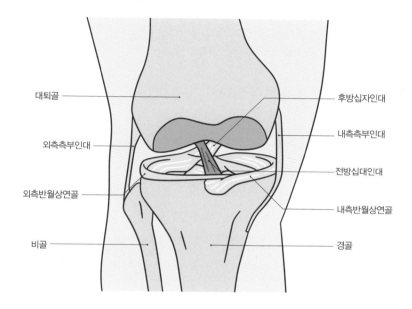

대퇴골

외측측부인대

외측반월상연골

비골

후방십자인대

내측측부인대

전방십대인대

내측반월상연골

경골

전방십자인대 손상의 주요 원인

전방십자인대 손상은 스포츠 활동 중 특히 점프를 하고 나서 착지 시나 방향 전환 시에 많이 발생한다.

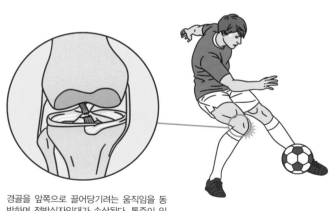

경골을 앞쪽으로 끌어당기려는 움직임을 동반하며 전방십자인대가 손상된다. 통증이 있으며 손상되었을 때 "뚝" 하는 파열음이 들리는 경우도 있다.

족관절외측측부인대 손상

POINT

- 족관절인대 손상은 외측인대에 자주 발생한다.
- 족관절은 내반의 가능성이 높다.
- 인대손상(염좌)은 손상 정도에 따라 3가지로 나뉜다.

족관절은 내반염좌가 발생하기 쉽다

족관절인대 손상 중에서 대부분은 족관절외측측부인대 손상이다. 족관절인대 손상은 염좌를 말하며 관절이 뒤틀리면서 발생하고 관절을 지탱하는 인대가 늘어나거나 끊어지는 상태이다.

족관절은 경골, 비골, 거골로 구성되어 있고 비골 쪽에는 전거비인대, 후거비인대, 종비인대로 구성되어 있으며 외측측부인대라 불리는 3가지 인대로 둘러싸여 있다. 외측인대는 발목 내반으로 인해 늘어나는 인대이고 발목관절은 구조상 외반보다 내반의 가동성이 높기 때문에 내반을 할 때 힘이 가해지면서 인대가 늘어나 손상되는 것이다.

스포츠 활동 시에 자주 발생한다

족관절외측측부인대가 손상되는 대부분의 이유는 스포츠 활동인데, 가끔 보행 시에 계단에 걸려 넘어지는 경우도 있다. 스포츠에서는 특히 농구나 배구를 할 때 점프 후 착지하면서 자주 발생하는데, 손상을 입으면 외과 주변의 통증과 부종이 나타나 체중을 싣지 못하는 경우도 있다.

족관절외측측부인대 손상은 스포츠 외상 중에서 가장 많은 부상 중 하나이지만 가볍게 여기는 경우도 있다. 하지만 방치할 경우, 통증이 남고 발목이 불안정해져 치료가 어려워지는 경우도 있으므로 조기에 적절한 치료가 필요하다. 염좌의 중등도는 인대 손상 정도에 따라 1도에서 3도로 나뉜다.

시험에 나오는 어구

염좌
관절에 외부 힘이 가해지면서 정상관절의 가동 범위(ROM) 이상의 부하가 걸리고 관절낭과 인대가 손상된 상태를 말한다. 골절은 아니다.

메모

족관절인대가 자주 손상되는 부위
족관절인대 손상은 족관절 구조에서 외측인대에 자주 생긴다. 이는 발바닥이 바깥과 안쪽으로 향하기 쉬운 구조로 되어 있기 때문이다.

족관절의 구조

족관절은 경골, 비골, 거골과 인대가 이어지는 구조로 되어 있다.

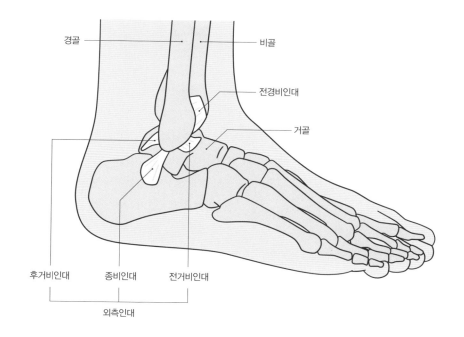

경골   비골

전경비인대

거골

후거비인대   종비인대   전거비인대

외측인대

인대 손상(염좌) 중증도 분류

인대 손상의 중증도는 손상 부위와 정도에 따라 다음과 같이 3단계로 나뉜다.

중증도	증상
1도(경증)	● 전거비인대의 부분 손상 ● 보행이 가능하다.
2도(중등도)	● 전거비인대의 완전 손상 ● 보행은 가능하지만 절뚝거린다.
3도(중증)	● 전거비인대 및 종비인대의 완전 손상 ● 보행이 어렵다.

아이들의 운동기 검진

요즈음 아이들의 체격은 과거와 비교했을 때 월등히 좋아졌다. 그러나 환경 변화의 영향으로 아이들의 운동기 기능은 예상치 못한 변화가 생겼다는 지적을 받고 있다. 구체적으로 말하면 쉽게 넘어지고, 넘어졌을 때 손을 집지 못해 얼굴을 부딪히거나, 똑바로 달리지 못하는 경우를 말한다. 또한 좌식 화장실을 쓰지 못하는 아이들이 늘어나고 있다고 한다. 운동 능력 저하로 인해 부상이나 골절이 증가하고 있으며 최근 30년 동안 골절된 아이의 비율이 2배나 늘었다고 한다. 또한 불면증이나 어깨 결림, 식욕 부진, 가슴 쓰림, 변비, 불안 초조, 계단을 오를 때 숨이 차는 증상과 같이 어른과 다르지 않은 모습도 보인다. 아동의 운동기 검진에서는 운동 부족으로 인한 체력 저하나 운동 능력 저하가 지적되는 한편, 과도한 운동으로 인한 스포츠장애 (p.116 참조)도 지적받고 있어 이에 대한 양극화 현상이 문제가 되고 있다.

이와 같은 배경으로 2016년 초등학생부터 고등학생까지 새로운 운동기 검진을 실시하게 되었다. 운동기 검진 항목으로는 다음 6항목이 있다.

1. 등이 굽어 있다.
2. 허리를 굽히거나 접으면 통증이 있다.
3. 팔이나 다리를 움직이면 통증이 있다.
4. 팔과 다리 기능이 좋지 않은 곳이 있다.
5. 한 발로 5초 이상 서 있을 수 없다.
6. 쭈그리고 앉을 수 없다.

이와 같은 증상은 모두 조기에 발견하여 적절한 치료를 받아야 한다. 그리고 위에서 말한 증상의 배경에는 척추측만증(p.152 참조), 척추분리증(p.142 참조), 테니스 엘보(p.102 참조), 대퇴골두 골단분리증이나 선천성엉덩관절탈구와 같은 증상이 있다.

성장기 아동에게는 균형잡힌 식사가 필요하다. 또한 성장을 도와주는 성장 호르몬을 위해서는 운동과 수면이 중요하다. 그렇기 때문에 어렸을 때부터 식습관과 운동 습관, 수면 습관 조절이 중요하다.

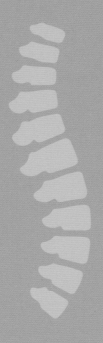

5장

척추 질환

추간판 탈출증

POINT

- 추간판의 변성으로 수핵이 돌출된 질환을 말한다.
- 추간판은 척추와 척추 사이에 있으며 쿠션 작용을 한다.
- 제4~5요추 사이와 제5요추~제1천추골 사이에서 자주 발생한다.

추간판의 수핵이 돌출되면서 발생하는 질환

사람의 척추는 24개의 척추와 천골, 미골로 구성되어 있으며 몸을 지지하거나 내장과 신경을 보호하는 역할을 한다. 터널 모양의 척추 안에는 신경이 지나고 있다. 추간판 탈출증은 충격을 완화시켜 주는 경추, 흉추, 요추를 구성하는 척추뼈 사이에 있는 추간판이 변성으로 돌출하는 질환이다. 추간판은 중심부에 젤리 형태의 수핵이 있고 그 주변에는 섬유륜(annulus fibrosis)이라는 섬유 모양의 조직으로 둘러 싸여있다. 이때 추간판 탈출증은 수핵이 돌출되면서 신경을 압박하게 된다.

제4~5요추 사이와 제5요추~제1천추골 사이에서 자주 발생한다

추간판 탈출증의 원인은 노화로 인한 섬유륜 탄력 저하, 자세와 같은 환경적 요인, 체질과 뼈 모양과 같은 유전적 요인 등이 있다.

요추는 5개의 추간판으로 구성되어 있는데, 이 중 추간판 탈출증을 일으키기 쉬운 부분은 하위 요추라고 하는 제4~5요추 사이의 추간판과 제5요추~제1천추골 사이의 추간판이다. 제4~5요추 사이의 추간판에서는 바깥쪽 정강이, 제5요추~제1천추골 사이의 추간판에서는 종아리에서 허벅지 뒤쪽까지 통증이 나타난다. 추간판 탈출증은 수핵 돌출 정도에 따라 수핵팽윤형, 수핵돌출형, 수핵탈출형, 수핵분리형으로 나눌 수 있다.

 시험에 나오는 어구

탈출증
장기나 조직 등이 원래 위치에서 튀어나온 상태를 말한다.

 키워드

악화 요인
증상을 악화시키는 요인을 말한다.

추간판의 구조

추간판은 중심부에 있는 젤리 형태의 수핵과 그 주변을 감싸는 섬유륜으로 구성되어 있다.

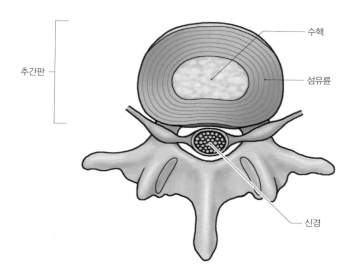

추간판

수핵

섬유륜

신경

추간판 탈출증의 분류

추간판 탈출증(herniated disc)은 수핵의 돌출 정도에 따라 4가지 타입으로 나뉜다.

분류		특징
수핵팽윤형		● 수핵이 부풀어 섬유륜을 누르고 있다.
수핵돌출형		● 섬유륜이 부분적으로 파열되고 수핵이 돌출되었다.
수핵탈출형	후방종인대하 탈출형　경인대 탈출형	● 수핵이 섬유륜을 뚫고 튀어나왔다. ● 후방종인대를 깨뜨리지 않는 후방종인대하 탈출형과 후방종인대를 깨뜨리고 탈출하는 경인대 탈출형이 있다.
수핵분리형		● 수핵이 후방종인대에서 튀어나와 그 일부가 원래 수핵과 유리되었다.

경추증성 척수증/신경근증

- 경추의 추간판이 변성을 일으키면서 발병한다.
- 척추관이나 추간공이 좁아지는 증상이 발생한다.
- 50~60대 남성에게 많이 나타난다.

나이 변화에 따라 발생하는 질환

경추증은 경추의 추간판, 뼈, 인대 등에서 변성을 일으켜 저림과 같은 감각 장애, 손을 움직이기 어려운 운동장애가 나타나는 질환을 말한다. 여기서 경추는 척추의 목부분을 말하고 7개의 척추뼈로 구성되어 있다. 또한 윗부분에는 체중의 약 1/8을 차지하는 두개골과 연결되어 있다. 경추 안에는 척수와 신경근이라는 2개의 신경이 지나고 있으며 경추증은 신경이 다니는 길인 척추관과 추간공이 좁아지면서 발병하는 질환이다.

또한 척수는 신경 덩어리를 말하며 뇌로부터 전달받은 정보를 골격근 등에 있는 말초로 전달하거나 말초신경에서 이야기하는 정보를 뇌로 전달하는 중요한 기능을 담당하고 있다. 한편 신경근은 척수에서 분리되어 상체로 연결되는 신경으로 추간공이라는 터널모양의 뼛속을 지나고 있다.

중증이 되면 방광과 직장에 문제가 생길 수도 있다

추간공이 압박을 받는 경추증성신경근증은 위팔이나 손가락에 저림, 통증을 느끼고 손가락을 움직이기 어려워지는 등 신체 한쪽에만 증상이 나타난다. 또한 척추관이 압박받는 경추증성 척수증은 다리와 이어지는 신경이 압박받기 때문에 양손과 발이 저리는 감각장애 이외에 보행 장애와 손끝으로 섬세한 작업을 하기 어려운 교치운동장애(巧緻運動障害)가 나타난다. 이러한 증상이 중증으로 이어지면 배변에 문제가 생기는 방광직장장애가 생길 수도 있다.

시험에 나오는 어구

경추증
노화로 인해 경추와 추간판의 변형으로 인해 경추를 지나는 신경이 압박을 받아 생기는 질환을 말한다.

신경근
신경섬유 다발로 앞뿌리와 뒷뿌리가 합류하여 척수신경이 된다. 신경근 추간공을 지난다.

추간공
신경근이 지나는 구멍을 말한다.

키워드

교치운동장애
손끝으로 하는 섬세한 작업이 어려워지는 상태를 말한다.

방광직장장애
소변이나 대변이 나오기 어려운 장애를 말한다.

경추증성 척수증과 경추증성 신경근증

경추증은 추간공이 좁아지는 신경근증과 척추관이 좁아지는 척수증이 있다.

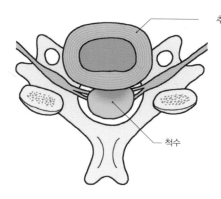

척수증

추간판

척수

척추관이 좁아지고 척수에 압박이 가해지면서
발병한다.

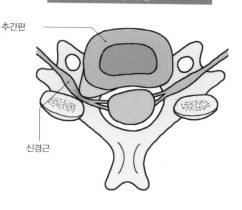

신경근증

추간판

신경근

추간공이 좁아져 신경근에 압박이 가해지면서
발생한다.

주요 증상

신경근증의 증상은 주로 위팔에 나타나지만, 척수증은 다리에도 나타난다.

경추증성 척수증	공통 증상	경추증성 신경근증
● 손발저림(양쪽) ● 보행장애 ● 교치운동장애 ● 방광직장장애	● 목의 통증, 저림 ● 어깨결림	● 위팔과 손가락의 통증, 저림 　(주로 한쪽에만) ● 팔의 근력 저하

허리척추관협착증

POINT
- 척추관을 지나는 마미신경과 신경근이 좁아지면서 발생한다.
- 간헐적 파행이 전형적인 증상이다.
- 척추관 협착증은 증상에 따라 3가지 타입으로 나뉜다.

척추관이 허리에서 협착되면서 발생한다

허리척추관협착증은 척추관이 허리 부분의 협착으로 인해 마미신경 (cauda equina nerve)과 신경근이 좁아져 신경병 증상이 나타나는 질환이다. 척추관은 척추를 따라 뇌에서 허리로 이어지는 터널 모양의 공간으로, 척추관 안에는 신경이 지나고 있다.

척추는 경추, 흉추, 요추, 천골, 미골이 연결된 기둥인데, 여기서 요추는 위에서부터 순서대로 제1~제5요추까지 5개의 뼈로 구성되어 있다. 또한 척수는 뇌에서부터 제1요추~제2요추 높이까지 뻗어 있고 그 아래에는 마미신경(신경섬유다발)으로 이루어져 있다.

척추관 협착은 노화로 인한 황색인대의 비후, 척추뼈몸통 사이에 있는 추간판의 팽윤(p.136 참조), 뼈 자체의 변형이 원인인 것으로 알려져 있다. 또한 척추관협착증이 가장 많이 생기는 곳은 허리이다.

간헐적 파행은 특징적인 증상이다

허리척추관협착증은 중·장년층부터 많이 발생하며 엉덩이와 다리에 통증, 저림증상 외에 다리근력의 저하, 보행장애 등의 증상이 나타난다. 특히 오랫동안 걷기 어렵고 걷다가 쉬면 다시 쉴 수 있는 간헐적 파행(오른쪽 페이지 '칼럼' 참조)이 전형적인 증상이다. 또한 소변이나 대변을 보기 어려운 방광직장장애가 나타나는 경우도 있다.

척추관협착증은 좁아지는 신경 부위에 따라 척추관 중앙 부분이 좁아지는 마미형, 마미신경에서 갈라진 끝의 신경근이 좁아지는 신경근형, 마미형과 신경근형이 섞인 혼합형으로 분류할 수 있다.

메모

협착
좁아지는 증상을 말한다. 책에서 나오는 척추관협착증은 신경통로인 척추관이 좁아지면서 마미신경과 신경근도 좁아져 저림증상이 나타난다.

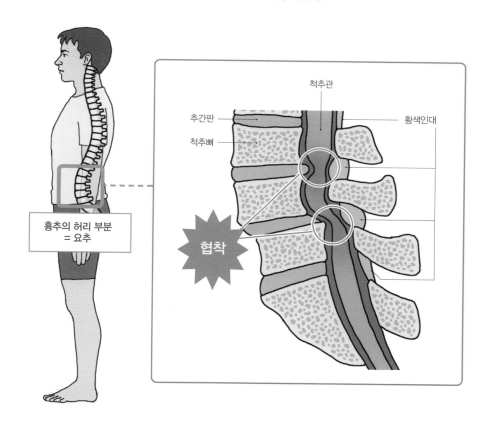

허리척추관협착증

경추증은 추간공이 좁아지는 신경근증과 척추관이 좁아지는 척수증이 있다.

척추관

추간판
척추뼈

황색인대

협착

흉추의 허리 부분
= 요추

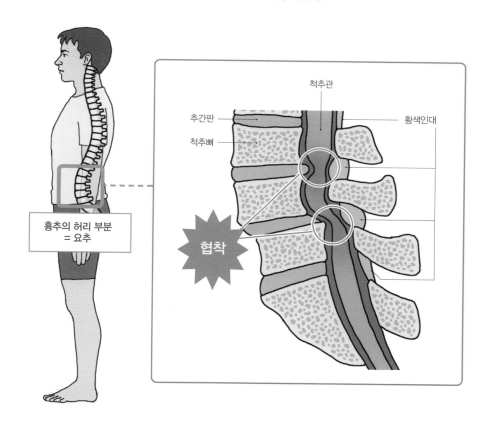

COLUMN 간헐적 파행의 증상

간헐절 파행의 주요 증상은 장거리를 걸을 때 나타나는 통증이나 저림이다. 걷기 시작할 때는 잘 걸을 수 있지만, 조금 더 걸으면 발에 주요 증상이 나타나거나 피로감을 느끼기 때문에 점차 걷기 어려워진다. 잠시 쉬면 다시 걸을 수는 있지만, 걷기 시작하면 다시 통증과 저림 증상이 나타나 잠시 후 다시 걷기 어려워진다. 간헐적 파행은 신경성과 혈관성으로 나뉘는데, 신경성은 흉추 신경이 좁아지면서 발생하고 혈관성은 다리의 혈액순환이 나빠지면서 발생한다.

보행 시에는 안정을 취할 때보다 많은(10~20배) 혈류가 필요하며 혈류가 나빠지면 근육에 충분한 산소가 공급되지 못하면서 근육에 산소가 부족하여 통증을 느끼게 된다.

척추분리증

- 요추에 있는 관절돌기가 분리된 증상을 말한다.
- 10대 남자아이에게 많이 발생한다.
- 방치할 경우, 척추전방전위증으로 진행될 수도 있다.

제5요추가 주요 발병 부위

척추분리증은 척추에 있는 척추뼈고리의 관절돌기사이부분이 분리된 질환을 말한다. 자주 발병되는 부위인 요추는 척추의 일부분이고 5개의 척추뼈로 구성되어 있으며 복부 쪽(앞부분)의 척추뼈몸통과 등쪽에 척추뼈고리로 이루어져 있다. 척추뼈고리에는 상관절돌기(Superior articular process)와 하관절돌기(nferior articular process) 외에 근육과 인대가 붙어 있는 극돌기(spinous process), 횡돌기(transverse process)가 붙어 있어 복잡한 구조를 띠고 있다.

또한 척추뼈몸통과 척추뼈고리로 둘러싸인 공간은 척추관(척추뼈구멍)이라고 부르는데, 이 공간에 마미신경이 지나고 있다.

척추분리증의 증상은 허리 통증과 엉덩이 통증, 넓적다리뒤부위의 통증 및 감각장애 등이 있는데, 특히 허리를 비트는 동작을 할 때 통증이 점점 심해진다는 점이 특징이다. 자주 발병되는 부위는 회전으로 인해 응력(應力)이 생기기 쉬운 제5요추에 자주 발생한다.

스포츠 활동으로 인해 발병한다

척추분리증이 자주 발병하는 연령은 10대로, 특히 스포츠 활동을 활발하게 하는 남자아이에게 많이 나타난다. 발병요인은 허리에 반복적으로 외부의 힘이 가해지면서 피로골절이 생기는 점 때문이라고 볼 수 있다. 또한 일부 척추뼈고리는 충격에 약해 달리기나 점프 같은 동작을 했을 때 허리 뒷부분에 균열이 생기면서 발생하기도 하고 유전적인 요인도 척추분리증 발병에 관여한다고 한다.

 시험에 나오는 어구

척추전방전위증
척추뼈가 앞뒤로 어긋나는 질환으로, 척추분리증으로 인해 분리된 척추뼈 앞부분이 배 부분으로 어긋나면서 생긴다.

 키워드

피로골절
같은 부위의 뼈에 반복적으로 작은 힘이 가해지면서 뼈에 금이 가거나 골절된 상태를 말한다. 달리기, 점프, 착지 등 같은 동작을 반복하는 스포츠에서 일어나기 쉽다.

척추분리증과 척추전방전위증

척추분리증은 척추뼈고리가 피로골절된 상태로 계속 진행된다면 척추전방전위증으로 이어질 수도 있다. 축구, 야구, 배구와 같이 신체를 비트는 움직임이 많은 스포츠에서 발생하기 쉽다. 주로 10대에게 많이 나타난다.

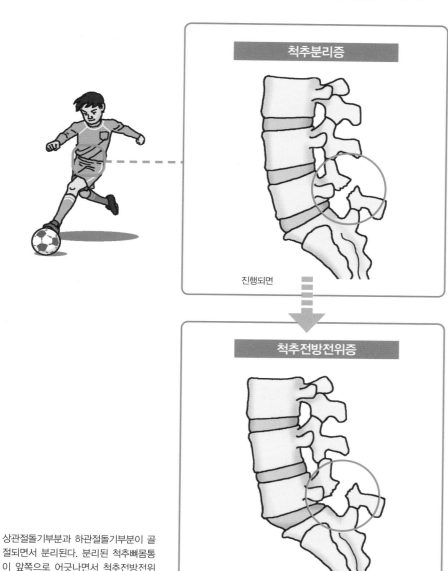

진행되면

상관절돌기부분과 하관절돌기부분이 골절되면서 분리된다. 분리된 척추뼈몸통이 앞쪽으로 어긋나면서 척추전방전위증이 된다.

사경

POINT

● 선천적 사경과 후천적 사경으로 나뉜다.
● 환축추관절 회전성 고정은 'cock robin position'이라 불리는 사경 위치를 잡는다.
● 환축추관절 회전성 고정은 외상이나 외부감염으로 인해 발생한다.

신생아에게 나타나는 선천적 근육 사경

목이 좌우 어느 한쪽으로 기울어져 반대쪽 움직임이 제한된 상태를 사경이라고 한다. 먼저 선천적 사경에는 근육 사경과 골성 사경이 있고 후천적인 사경에는 염증성 사경, 외상성 사경(탈구골절), 환축추관절 회전부위고정 등이 있다.

선천성 사경 중에 가장 흔한 것이 신생아에게 볼 수 있는 선천적 근육성 사경인데, 목 부분의 양쪽에 있는 흉쇄유돌기근의 구축이나 흉터형성으로 인해 발생하며 분만 시 근육으로 강하게 당겨서 생긴다고 알려져 있다. 사경 증상은 일반적으로 신생아가 출산 직후에 나타나고 생후 1~3주 무렵에는 흉쇄유돌기근에 종기가 보이는데, 종기가 있는 쪽으로 목이 기울고 얼굴은 반대쪽을 향한다. 대부분 1세 반 무렵까지 자연 치유되지만, 성인까지 방치되는 경우도 있다.

환축추관절 회전성 고정은 후천성이며 발생 빈도가 높다

환축추관절 회전성 고정은 후천적인 사경 중 하나로, 목부분의 환추와 축추가 불완전탈구되며 환축추관절이 회전 변형된 위치에서 고정된 상태가 된다. 목부분을 움직이면 통증이 동반되며 Cock robin position이라 불리는 사경 위치를 잡는다. 대부분 원인을 알 수 없지만, 경미한 외상이나 목에 무언가 감염된 경우, 머리 및 목에 수술을 하고 나서 발생된다고 한다. 또한 초기에는 통증을 느끼지만, 고정 위치가 완전히 자리 잡은 경우에는 통증이 감소하거나 없어진다.

📖 시험에 나오는 어구

선천적 근육성 사경
분만시에 근육이 강하게 견인되면서 데미지를 입어 상처로 변하면서 구축으로 목이 한쪽으로 기우는 질환을 말한다.

환축추관절
제1경추와 제2경추로 형성된 관절을 말한다.

흉터형성
외상으로 치료한 후 피부에 남아있는 상처와 변성 부분을 말한다.

 메모

Cock robin position
환축추관절 회전성 고정으로 발생하는 특징적인 사경 부위를 말한다. 또한 목이 기울어져 고정되어버려서 얼굴이 비스듬해지는 상태이다. Cock robin은 울새를 말하며 울새가 목을 물고 있는 모습을 닮았다고 하여 이 별명이 붙여졌다.

사경 증상

사경의 증상은 다음과 같다. 한쪽으로 목이 기울고 얼굴은 그 반대쪽을 향한다.

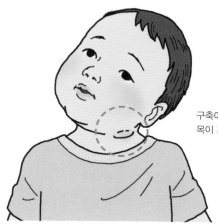

구축이나 상처화가 발생하는 쪽으로
목이 기울고 얼굴은 반대쪽을 향한다.

사경의 종류

사경은 선천성과 후천성으로 나뉘며 각각의 특징은 다음과 같다.

분류	명칭	특징
선천적	근육 사경	● 주로 신생아에게 볼 수 있고 분만 중에 생겨난 근육 손상이 원인이 될 수 있다. ● 대부분은 자연적으로 치료된다.
	골성 사경	● 경추와 요추 기형이 원인이라고 한다.
후천적	염증성 사경	● 근육 통증으로 인해 목부분이 꺾여 있는 상태이다. ● 소아의 중이염이나 편도선염 후에 볼 수 있다.
	외상성 사경	● 경추의 탈구골절이 원인이다.
	골화증추관절 회전성 고정	● 환추 또는 축추의 불안전 탈구가 원인이다. ● Cock robin position라 부르는 사경 위치에 자리 잡는다. ● 소아부터 취학 전 아동에게 자주 나타난다.

머리처짐증후군

- 목이 이상하게 굴곡되어 고리를 들어올리기 어렵다.
- 앞을 보지 못하는(전방주시장애) 증상이 주로 나타난다.
- 다양한 질환이 발병하는 원인이 된다.

연하 작용 및 호흡에도 영향을 미친다

머리처짐증후군은 앉거나 서 있을 때 고개를 숙이게 되어 머리를 들어올릴 수 없게 되는 질환을 말한다.

발병 직후에는 어깨결림과 같은 위화감이 생긴다고 알려져 있다. 이후 서서히 머리가 무겁게 느껴지고 구부정해지면서 앞을 볼 수 없게 되는 전방 주시 장애가 나타난다. 이 무렵이 되면 생활에도 지장을 주어 몸을 일으켜 자세를 유지하려고 해도 목이나 등에 통증이 있기 때문에 장시간 일어나지 못하거나 앞을 보기 어려울 수 있다. 또한 식사할 때 연하가 어려워지거나 숨쉬기가 힘들어져 생활의 질(QOL)이 크게 떨어진다.

근육 쇠약으로 발병한다

사람은 머리를 꼿꼿하게 들어올려 직립 자세를 취할 수 있다. 이때 머리는 목 주변에 있는 두판상근(splenius capitis muscle)이나 경판상근(musculus splenius cervicis), 승모근, 두반극근과 같은 근육이 머리를 지탱해 주고 있다.

머리처짐증후군은 다양한 요인으로 인해 머리를 지탱하고 있는 이 근육들의 기능이 쇠퇴하거나 근력이 저하되어 고개처짐(턱이 가슴에 붙는 자세) 상태가 되는 것으로 알려져 있다. 근육이 비정상적으로 계속 긴장하는 근육긴장이상(Dystonia)과 근육이 약해지는 근육병(Myopathy), 파킨슨병, 경추증(cervical spondylosis)(p.138 참조) 과 같은 병이 원인으로 작용해 머리처짐증후군이 발병하기도 한다.

키워드

근육긴장이상
본인의 의사와 상관없이 근육이 비정상적으로 긴장하는 질환을 말한다.

근육병
근육질병을 가리키는 용어로 대부분 근육저하가 나타난다.

 메모

생활의 질(QOL)
QOL은 Quality of life의 약자로 '생활의 질'이라는 의미이다. 생활과 인생이 풍부한지에 대한 지표로 이용되는 개념이다.

머리처짐증후군이란?

목이 앞으로 굽어지면서 머리를 들어올리지 못하게 되는 질환으로, 병세가 진행되면 일상생활에 지장을 준다.

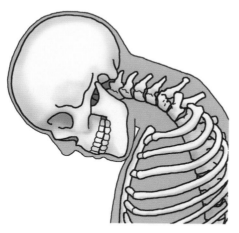

주요 증상

● 발병 직후에는 어깨결림과 같은
  위화감이 생긴다.
● 서서히 구부정한 상태가 된다.
● 목이나 등에 통증이 생겨 장시간
  일어날 수 없다.
● 연하, 호흡에 지장을 준다.

목부분이 굴곡하여 턱이 가슴에 붙는 목이 숙여지는 자세가
된다.

머리처짐증후군과 관련된 목근육

목 부분의 주변에 있는 두판상근, 경판상근, 승모근, 두반극근 등의 근육 저하가 머리처짐증후군의 요인이 된다.

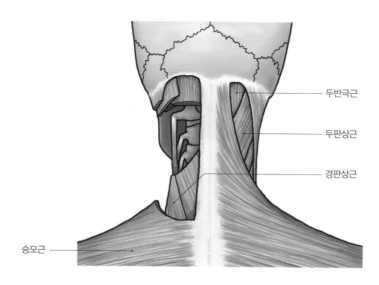

두반극근

두판상근

경판상근

승모근

후방종인대골화증

POINT

- 후방종인대가 골화하여 신경을 압박하면서 발병하는 질환이다.
- 목에 발병하는 경추후방종인대골화증이 가장 많다.
- 아시아인에게 많이 나타나는 난치성질환이다.

후방종인대가 골화하면서 발생한다

후방종인대골화증(ossificationofposteriorlongitudinalligament, OPLL)은 후방종인대가 골화하면서 척추관이 협착되어 감각장애나 운동장애가 발생하는 질환이다.

척추는 척추뼈와 척추뼈 사이를 연결하는 인대가 있어 안정을 유지하고 있다. 그리고 척추뼈몸통 뒷부분에 자리하여 추간판이 척수를 압박하지 못하도록 하는 것이 후방종인대인데, 후방종인대가 골화하게 되면 척추관을 지나는 척수와 척수에서 분기된 신경뿌리가 압박을 받으면서 손과 발에 저림과 통증이 나타나게 된다.

이 후방종인대골화증은 중·장년층 이후에 많이 발병하며 원인불명의 난치병(p.122 참조)으로 지정되어 있다. 전방종인대와 황색인대(p.150 참조)와 같이 경추에 있는 인대 외에도 골화하는 경우가 있으며 당뇨병과 비만일 경우에 발병 빈도가 높다고 한다.

발병 부위에 따라 3가지로 분류한다

후방종인대골화증은 인대가 골화한 부위에 따라 경추후방종인대골화증, 흉추후방종인대골화증, 요추후방종인대골화증으로 분류할 수 있다.

후방종인대골화증 중에 가장 많은 타입이 경추후방종인대골화증으로, 남성에게 많이 나타나며 초기 증상으로는 손과 발에 저림 증상이 있다. 또한 병이 진행될수록 손끝으로 하는 섬세한 작업이 어려워지는 교치운동장애나 배뇨장애, 보행장애 등이 나타난다.

시험에 나오는 어구

골화
뼈가 변화하는 증상으로 애벌뼈(가골)라고도 한다.

척추뼈와 인대의 구조

인대는 척추뼈와 척추뼈를 이어 주는 척추를 안정시키는 역할을 한다.

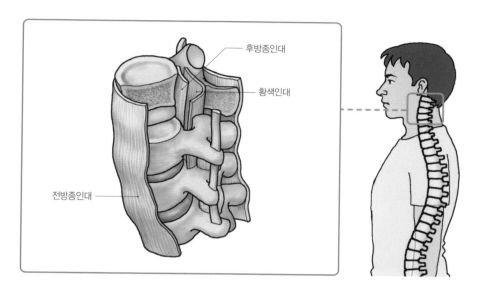

후방종인대

황색인대

전방종인대

후방종인대골화증의 분류

후방종인대골화증은 골화된 인대 부위에 따라 경추후방종인대골화증, 골화증후방종인대골화증, 요추후방종인대골화증으로 분류할 수 있다. 그리고 그중에서도 경추후방종인대골화증이 가장 많다.

	골화 부위	특징과 증상
경추후방종인대골화증	경추	● 중·장년층 남성에게 많다. ● 목 통증 ● 손발저림 ● 교치운동장애 ● 배뇨장애 ● 보행장애
흉추후방종인대골화증	흉추	● 중·장년층 여성에게 많다. ● 다리저림과 탄력감 ● 배뇨장애 ● 보행장애
요추후방종인대골화증	요추	● 보행 시 통증과 저림 ● 배뇨장애 ● 보행장애

황색인대골화증

POINT

● 황색인대가 골화하여 신경을 압박하면서 발생한다.
● 흉추에 많이 나타난다.
● 난치성 질환으로 지정되어 있다.

흉추 아래쪽에 많이 발생한다

황색인대골화증은 황색인대가 골화하면서 척추관에 협착되는 질환으로, 주로 흉추 아랫부분에 발생한다. 증상은 주로 다리에 나타나며 발병 초기에는 다리가 저리거나 뻣뻣하게 굳는 증상이 나타난다. 어느 정도의 거리를 걸을 경우, 통증이나 저리는 증상이 나타나기 때문에 걷기 어렵지만, 쉬면 다시 걸을 수 있게 되는 간헐적 파행(p.141 'COLUMN' 참조)이 나타나기도 한다.

드물게 경추와 요추에도 황색인대골화증이 나타나기도 하지만, 경추의 황색인대가 석회화되는 경우, 경추후방종인대골화증이나 흉추후방종인대골화증과 함께 나타나는 경우도 많다고 한다(p.148 참조).

국가에서 지정한 난치성 질환 중 하나

인대는 뼈와 뼈를 이어 주는 섬유다발로, 척추가 안정을 유지할 수 있도록 도와준다. 전방종인대와 후방종인대는 경추에서 요추까지 이어 주는 폭 넓은 인대이고 척수 뒤쪽에 위치한 황색인대는 척추뼈몸통과 척추뼈몸통을 이어 주는 막의 형태를 띤 인대이다. 황색인대가 비후해지거나 골화하면서 척추관이 협착하고 그 속을 지나는 척수가 뒤쪽에서 압박되면서 다리저림이나 운동장애와 같은 신경질환증상이 나타난다.

황색인골화증은 아직 원인이 밝혀지지 않은 질병으로, 국가의 난치성 질환(p.122 참조)으로 지정되어 있다. 그리고 남성 중·장년층에서 많이 발병하며 서양인에 비해 동양인에게 더 많이 발병된다고 알려져 있다.

시험에 나오는 어구

황색인대
척수 뒤쪽에 위치한 인대를 말하며 척추뼈몸통과 척추뼈몸통 사이에 있다.

황색인대골화증과 후방종인대골화증

황색인대골화증은 척수가 뒤쪽에서 압력이 생겨 발병하는데 비해 후방종인대골화증은 척수가 앞쪽에서 압박을 받아 발병한다.

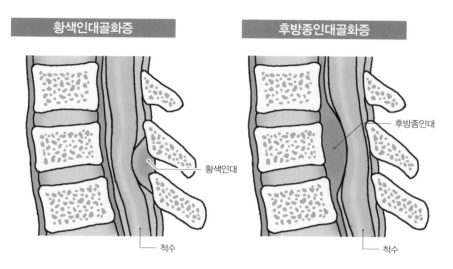

황색인대골화증

황색인대

척수

후방종인대골화증

후방종인대

척수

황색인대골화증이 자주 발생하는 부위와 증상

황색인대골화증은 척추뼈 중 흉추 아래쪽에 자주 발생한다. 또한 다리저림이나 운동장애와 같은 증상이 나타난다.

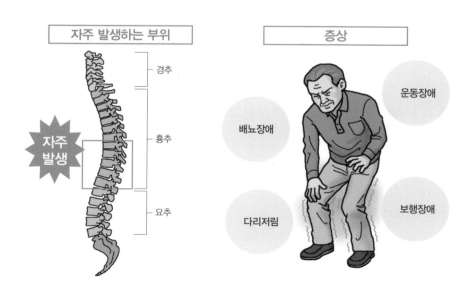

자주 발생하는 부위

경추

자주
발생

흉추

요추

증상

운동장애

배뇨장애

다리저림

보행장애

척추 질환

척추변형·척추측만증/후만증

POINT
- 정상척추는 생리적 곡선을 그리고 있다.
- 측만증을 평가하는 데는 콥스 각도를 이용한다.
- 후만증은 새우등(원배)이라고도 한다.

척추가 뒤틀려 좌우로 휘어진 상태인 측만증

정상적인 척추는 정면에서 보았을 때 곧게 뻗어 있고 옆에서 보면 앞뒤로 휘어진 생리적 곡선을 그리고 있다. 척추가 옆으로 만곡되었거나 앞뒤로 휘어진 곡선에서 이상이 보이는 경우를 척추변형이라고 하고 그 종류는 측만증, 후만증, 척추후측만증으로 나뉜다. 옆굽음증은 척추 자체에 원인이 없는 기능성척추측만증과 척추 자체가 뒤틀리거나 뼈에 변형이 생긴 구축성척추측만증으로 나눌 수 있다.

구축성측만증은 정면에서 보았을 때 척추가 좌우로 굽어 있고 척추의 회전(뒤틀림)을 동반한 질환이다. 그리고 그 대부분이 원인불명의 특발성 측만증이다.

또한 만곡 정도를 평가할 때는 국제기준인 콥스 각도를 이용하고 10도 이상일 경우, 측만증이라고 진단한다. 일본에서는 사춘기 측만증이 가장 많고, 그중에서도 여자아이에게 잘 발생한다. 일반적으로 성장과 함께 측만증이 변형되지만, 성장이 끝나면 진행이 멈추기도 한다.

척추가 뒤쪽으로 볼록하게 구부러진 후만증

척추는 옆에서 봤을 때 경추와 요추는 앞으로 나온 상태인 전만과 흉추가 뒤로 나온 상태인 후만으로 나뉘고 S자 모양을 그리고 있다. 척추후만증은 척추가 뒤쪽으로 볼록하게 구부러지고 등이나 허리가 튀어나온 상태를 말하는데, 노화가 원인인 경우에는 골다공증(p.164 참조)으로 인한 척추골절이 동반되는 경우가 많으며 여성에게 많이 발생한다. 또한 구축성 척추후만증이 원인인 경우, 쇼이에르만병(Scheuermann's disease)이 있다.

시험에 나오는 어구

만곡
활모양으로 굽은 상태를 말한다.

콥스 각도
굽은 정도를 진단하는 국제적인 지표

전만
앞쪽으로 굽어있는 상태를 말한다.

후만
뒤쪽으로 굽어있는 상태를 말한다.

키워드

쇼이에르만병
원인불명을 척추가 변형되는 질환으로 주로 사춘기 아이들에게 나타나는 골연하증의 일종이다.

콥스 각도를 이용한 척추측만증 평가

척추측만증에서 굽은 정도는 국제적인 기준인 콥스 각도를 이용하여 평가한다. 콥스 각도가 10도 이상 나올 경우 '측만'으로 진단한다.

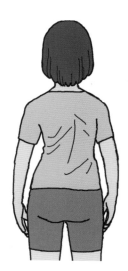
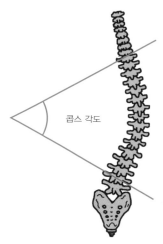

콥스 각도

가장 기울어져 있거나 휘어지기 시작하는 척추뼈의 기울기와 휘어진 척추뼈의 기울기를 콥스 각도라고 한다.

척추후만증의 원인과 증상

척추후만증의 주요 원인과 증상은 다음과 같다.

원인

- 노화
- 쇼이에르만병
- 선천적 후만증
- 척추뼈몸통 골절 등

증상

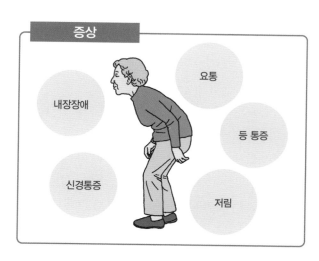

내장장애

요통

등 통증

신경통증

저림

미만성특발성골격과골화증(DISH)

POINT

- 척추뼈몸통이 유합하여 척추의 기능이 나빠진다.
- 자각 증상이 없는 사람도 있다.
- 척추골절과 척추관협착증을 일으키기도 한다.

척추와 힘줄, 인대 부착 부분의 석회화와 골화

중·장년층 이후에 발생하며 노화로 인해 척추가 딱딱해지는 증상을 강직이라고 표현한다. 그리고 강직이 많이 발생하고 척추를 비롯하여 온몸의 관절이 서서히 딱딱해지는 질환을 미만성특발성골격과골화증 (diffuse idiopathic skeletal hyperostosis, DISH)이라고 한다.

척추는 척추뼈라는 뼈가 나란히 줄지어 구성되어 있고 뼈와 뼈 사이에는 추간판이 자리하고 있다. 척추뼈의 원통형 부분인 척추뼈몸통 앞쪽에는 전방종인대, 뒤쪽에는 후방종인대가 있는데, 이들이 척추뼈몸통과 척추뼈몸통을 연결하여 척추가 안정적일 수 있도록 돕고 있다. 또한 미만성 특발성골격과골화증은 척추뼈몸통이 유합(뼈가 하나처럼 붙음) 되는 증상으로, 척추를 비롯해 힘줄과 인대 부착 부분이 석회화 된다는 점, 골화 증상이 나타난다는 점이 특징이다.

50세 이상의 남성에게 발병

미만성특발성골격과골화증의 주요 증상은 전방종인대가 골화되면서 척추 기능이 악화하는 것으로, 통증과 같은 증상을 느끼는 일은 없다. 하지만 척추가 움직이기 어려워지면서 넘어지는 등의 경미한 외부 힘에 의해 척추 골절이나 척추관협착증이 발생한다. 이 질환은 아직 원인이 명확하지 않지만, 유전적 요인이 관여하고 있다고 보고 있다. 또한 위험인자는 연령이나 성별 외에 비만, 당뇨병과 같은 생활습관과 관련이 있으며, 50세 이상의 여성보다 남성에게 더 많이 나타난다.

 시험에 나오는 어구

미만성
질환이 광범위하게 퍼져 있어 환부를 한정할 수 없는 상태를 말한다.

미만성특발성골격과골화증의 의학적 증상

미만성특발성골격과골화증의 의학적 증상은 다음과 같다.

발병 부위	● 척추, 힘줄, 인대
증상	● 전방종인대 등이 골화되면서 척추 기능이 나빠진다.
특징	● 원인불명 ● 자각 증상이 없는 경우가 많다.
위험 인자	● 50세 이상, 남성, 비만, 당뇨병, 백인

미만성특발성골격과골화증의 의학적 증상

미만성특발성골격과골화증에서는 강직이 많이 나타나고 척추와 몸 전체 관절이 딱딱해진다.

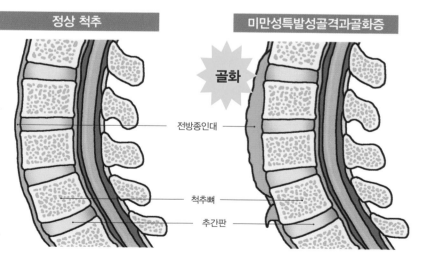

정상 척추

미만성특발성골격과골화증

골화

전방종인대

척추뼈

추간판

전방종인대가 골화하여 원래 뼈가 없어야 할 장소에 뼈가 생기고 만다.

강직성 척추염(AS)

POINT

- 척추관절염의 대표적인 질환이다.
- 사람백혈구항원인 HLA-B27이 관여한다.
- 원인불명의 난치성질환으로 지정되었다.

힘줄과 인대부착부가 뼈처럼 변성된다

척추와 골반의 천장관절(sacroiliac joint) 등에 염증이 생기는 질환을 척추관절염이라고 한다. 척추관절염의 대표적인 질환 중 하나가 강직성 척추염이다. 사지의 관절에 염증이 생기는 진행성 자가면역질환으로, 염증은 힘줄이나 인대부착부에 생기고 환부가 차츰 변성되면 움직이기 어려워진다.

사람의 신체는 염증이 생기면 정상 조직으로 되돌아가려는 기능이 있는데, 염증이 오래 지속되면 원상태로 돌아가기 어려워진다. 강직성 척추염에서는 만성적으로 염증이 지속되어 힘줄이나 인대가 단단한 조직으로 변성된다.

약 30%는 포도막염이 나타난다

강직성 척추염의 주요 증상은 등과 허리 부분에 나타나는 통증과 경직으로 밤이나 이른 아침에 악화하고 운동을 하면 나아질 수 있다. 또한 병이 진행되면 경미한 외상으로도 골절될 수 있다. 환자의 약 30%는 전포도막염(anterior uveitis) 외에 크론병(Crohn's disease), 궤양성대장염(ulcerative colitis)과 같은 대장질환, 건선과 같은 피부질환이 합병증으로 나타날 수 있다.

강직성 척추염은 10대 후반부터 30대까지의 남성에게 많이 발병되며 아직 원인불명인 난치성질환(p.122 참조)으로 지정되어 있다. HLA(사람백혈구항원) 중 특정 유전자 HLA-B27형의 양상이 관여하고 있으며 유전적인 요소가 이 질병에 관여하고 있는 것으로 보인다.

시험에 나오는 어구

천장관절
골반에 있는 천골과 장골을 결합하는 관절을 말한다.

키워드

전포도막염
안구 앞부분에 있는 포도막에 염증이 생기는 질환으로 갑자기 안구통증이나 출혈이 나타난다.

크론병
대장이나 소장 점막에 만성적인 염증이나 궤양이 나타나는 질환으로 난치성 질환으로 지정된 질환 중 하나이다.

궤양성대장염
대장 점막에 미란 또는 궤양이 형성된 염증성 질환으로 난치성 질환으로 지정된 질환 중 하나이다.

HLA(사람백혈구항원)
Human Leukocyte Antigen의 줄임말로 백혈구의 혈액형으로 발견되었지만, 그 후 거의 모든 세포와 체액에 분포하고 있는 것으로 밝혀졌으며, '자기'와 '비자기'의 식별 등 면역 반응에서 중요한 역할을 하고 있다.

강직성 척추염의 증상

강직성 척추염은 만성적인 염증이 계속되는 진행성 질환으로 척추나 천장관절이 유합하며 점차 움직이기 어려워진다.

초기

팔다리의 관절에서 염증이 생기면서 등이나 허리에도 통증과 경직 증상이 나타난다. 밤이나 이른 아침에 악화되며 운동으로 점차 낫는 경우도 많다.

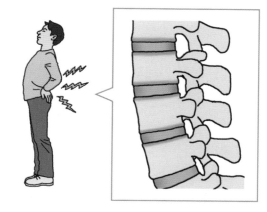

진행기

염증이 만성적으로 지속되며 힘줄이나 인대가 골화한다. 또한 척추의 가동 범위가 감소된다. 일반적으로 앞으로 기운 자세를 하게 된다.

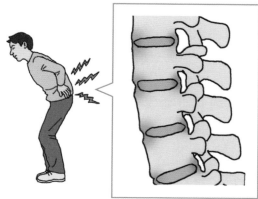

Athletics Column

강직성 척추염과 운동

강직성 척추염은 팔다리에 만성적으로 염증이 생기면서 장애로 진행되는 자가면역질환이다. 그렇기 때문에 운동 제한이 생기지만, 대부분은 일상생활에 지장을 주지 않는다. 일을 할 수도 있고 취미나 레저 스포츠를 즐길 수도 있다. 신체를 움직이는 일이 불안할 수도 있지만, 신체 기능을 유지하기 위해서라도 운동이 중요하다. 걷기나 하이킹, 수영이나 테니스 등 척추를 곧게 펴는 스포츠가 장려되고 있다. 또한 아침에 스트레칭과 체조로 신체를 움직이는 것도 중요하다. 매일 심호흡을 하거나 복식호흡을 하는 것도 추천한다.

척추 손상

- 척추에 외부 힘이 작용하는 것 외에 고령자가 경미한 손상을 입는 것만으로도 발생할 수 있다.
- 손상 부위에 따라 경추, 흉추, 요추 손상으로 분류한다.
- 척수에 손상을 입으면 저림이나 근력 저하가 나타난다.

척추에 외부 힘이 가해지면서 발생한다

척추 손상은 척추에 강한 외부 힘이 더해져 골절이나 탈구와 같은 손상을 입는 질환이다. 대부분의 원인은 교통사고나 위에서 떨어지고 넘어지는 것 외에 스포츠 외상을 들 수 있는데, 최근에는 골다공증 (p.164 참조)으로 골밀도가 낮아진 고령자가 경미한 외부 힘으로 인해 손상을 입으며 몸을 움직일 수 없게 되는 증상을 보이기도 한다. 목 부분이나 등쪽에 강한 통증이 나타나 신체를 움직일 수 없게 되는 경우도 있다. 또한 척수에 손상을 입은 경우, 심한 저림이나 근력 저하와 같은 신경 증상이 나타나는 경우도 있다.

손상 부위에 따라 골절의 종류를 분류한다

척추 손상은 손상 부위에 따라 경추 손상, 흉추 손상, 요추 손상으로 나눌 수 있다. 상부 경추는 환추와 축추로 구성되어 있는데, 그중 환추는 상부에 두개골이 있고 옆쪽과 뒤쪽에 연부조직으로 보호받고 있기 때문에 외부의 힘이 전달되기 어려운 해부학적 특징이 있다. 또한 상부 경추 부분은 머리 쪽에서 압박받아 발생하는 제퍼슨 골절(환추 파열 골절), 환추 골절 중에서 빈도가 높은 후궁 골절, 축추가 골절되는 치아돌기 골절 등이 있다.

중하위경추 부분에서 일어나는 골절은 중증 경추 손상을 동반하는 탈구골절 외에 척추압박골절과 극돌기골절이 있다. 흉추요추 부분에서 발생할 수 있는 대표적인 손상은 척추 앞부분이 골절되는 압박골절이 있고 이 밖에 파열골절, 탈구골절, 찬스골절 등이 발생할 수 있다.

시험에 나오는 어구

상위경추
환추(제1경추)와 축추(제2경추)로 구성된 척추뼈를 말한다.

중하위경추
제3경추부터 제7경추까지의 척추뼈를 말하며 환추가 자주 손상되는 부위이다.

키워드

제퍼슨 골절(환추 파열 골절)
머리 부분에서 받는 압박으로 인해 발생하는 골절을 말한다.

찬스골절
교통사고가 일어날 때 안전벨트를 맨 상태에서 발생하는 골절을 말한다. 안전띠골절(seat belt fracture)이라고도 한다.

손상 부위에 따른 척추 손상 분류

척추 손상은 손상 부위에 따라 경추 손상, 흉추 손상, 요추 손상으로 분류할 수 있다.

척추

원인

- 교통사고
- 낙상, 넘어짐
- 스포츠 외상
- 골다공증

증상

- 강한 통증
- 저림, 근력 저하
  (척수가 손상된 경우)

분류	손상 부위	손상 예시
경추 손상	상위 경추	● 경추뒤통수관절탈골, 경추골절, 축추골절 환축추관절탈구
	중하위 경추	● 척추압박골절, 탈구골절, 극돌기골절
흉추 손상	흉추	● 압박골절, 찬스골절, 안절벨트형손상, 파열골절, 탈구골절
요추 손상	요추	● 압박골절, 찬스골절, 안절벨트형손상, 파열골절, 탈구골절

흉요추 손상

- 흉추와 요추 변이 부분에 자주 발생한다.
- 폐경 후 골다공증으로 인한 척추뼈몸통골절이 많다.
- 척수나 마미신경을 압박하면 신경병 증상이 나타나기도 한다.

흉추와 요추 변이 부분에 자주 발생한다

흉요추 손상은 척추가 닳아서 변형되는 골절을 말한다. 고령자에게 많이 발견되는 질환으로, 넘어지면서 외부의 힘으로 인해 발병하는 경우가 많지만, 무거운 짐을 들거나 재체기를 하는 등의 아주 경미한 힘으로도 발생할 수 있다. 또한 본인도 모르는 사이에 골절되는 경우도 있다.

자주 발생하는 부위는 흉추와 요추의 이행 부분(제11흉추~제2요추)이다. 골다공증(p.164 참조) 등으로 인해 발병하는 경우가 대부분이지만, 전이성 골종양이 원인으로 발생하는 병적 골절도 있다.

증상은 허리나 등에 통증이 나타나며 아침에 일어나거나 자리에서 일어섰을 때 통증이 심해지는 체동 시 요통이 나타난다는 특징이 있다.

척추압박골절과 척추파열골절

골다공증이 원인이 되어 발생하는 척추골절(골다공증 성척추압박)은 척추체 앞쪽만 부서지는 압박골절과 척추체 뒤쪽 벽도 부서지면서 뼛조각이 척추관 쪽으로 돌출하여 척수나 마미신경을 압박하는 파열골절이 있다. 파열골절이 생기면 허리통증뿐 아니라 하반신 마비 같은 신경병 증상이 나타난다. 또한 고령자에게 나타나는 척추압박골절은 한 번 발생하면 반복적으로 발병하는 경우도 적지 않기 때문에 평소 예방을 위해 노력하는 것이 중요하다. 또한 정기적으로 골량(骨量)을 확인하고 골량이 낮은 경우에는 칼슘이나 비타민 D를 많이 포함하고 있는 식품을 섭취하거나 적당한 운동을 하는 것이 골절 예방에 도움이 된다.

 시험에 나오는 어구

체동 시 요통
옆으로 누웠다가 일어나는 순간에 나타나는 날카로운 통증을 말한다. 일단 일어난 후에는 통증이 감소한다.

키워드

이행 부분(transition)
어떤 부위와 그 외의 부분을 서로 이어 주는 장소를 가리킨다.

골종양
뼈에 발생한 종양을 말한다.

흉요추 손상

흉요추 손상은 흉추에서 척추뼈까지 이행하는 제11흉추~제2요추에서 자주 발생한다.

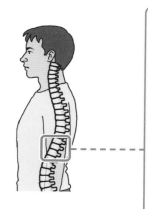

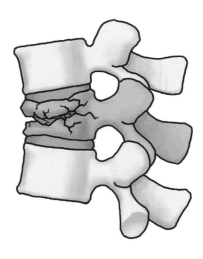

압박골절된 척추

골다공증으로 약해진 척추뼈가 부서지면서 변형된다.

정상 척추

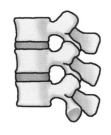

COLUMN 고령자와 골절

　인간이 노화하면서 늘어나는 질병이 바로 골다공증이다. 골다공증이 있으면 골밀도가 낮아지기 때문에 사소한 일로도 골절되고 만다. 예를 들면 집안의 문턱 등에 부딪히거나 전기 코드에 넘어지거나 침대나 의자에서 떨어져 골절되는 경우도 많다. 또한 가볍게 무언가랑 부딪혔을 뿐인데도 골절되거나 심한 경우에는 재채기를 했을 뿐인데, 골절된 경우도 있다. 이처럼 고령자에게 일상생활의 대부분에서 골절될 위험으로 가득 차 있다. 고령자가 골절되면 장기요양등급을 받게 될 위험도 높아지고 침대에 누운 채로 생활해야 하는 경우도 많다. 그러므로 우선 넘어지지 않도록 주의하자.

100세 시대에 건강수명을 늘리자

일본의 평균수명은 2021년 기준으로 남성 81.64세 여성 87.74세로 보고되었다. 일본은 전 세계에서 장수 국가로 알려져 있지만, 아무리 평균수명이 늘었다고 해도 침대에 누운 채로 지낸다면 인생을 즐길 수 없다.

같은 연도의 후생노동성의 조사에 따르면, 의료나 돌봄에 의존하지 않고 스스로 생활할 수 있는 건강수명은 남성이 72.14세, 여성은 74.79세이며 평균수명과 건강수명은 남성이 약 9년, 여성은 약 12년 정도로 괴리가 있다는 사실이 드러났다. 여기서 이 평균수명과 건강수명이 차이가 생긴 동안에는 요양보호를 받았거나 누워만 있는 등 어떠한 간호가 필요한 기간이었다는 이야기이다. 간호가 필요해지면 가족에게 신체적·정신적 부담이 늘어남과 동시에 의료비라는 경제적인 부담도 무거운 짐이 되어 어깨를 짓누르게 된다. 일본의 의료 비용은 해마다 계속 증가하는 추세인데, 앞에서 말한 평균수명과 건강수명의 기간 차이를 단축시켜 건강하고 오래 살아갈 수 있도록 '건강한 일본21'과 건강수명 늘리기 '플랜'과 같은 대책을 실시하고 있다.

일본 내에서 간호가 필요한 인구는 2018년 기준으로 641만 명이다. 간호가 필요한 원인 1위는 치매가 18%, 2위 아래는 뇌혈관 질환(뇌졸중)이 16%, 고령으로 인해 쇠약해짐이 13%, 골절, 고꾸라짐이 12%, 관절질환이 10%로 이어지는데, 운동기 관련 골절 전도와 관절질환을 합한 비율은 치매를 웃돈다는 사실이 알려졌다.

건강수명을 늘리기 위해서는 신체를 움직이기 위해 기본적인 뼈와 관절 근육, 인대와 같은 운동기 기능을 확보하는 것이 중요하다. 최근 노화와 더불어 근육량이 감소하여 근력과 신체 기능이 저하되는 근감소증(sarcopenia)이나 노쇠(Frailty), 운동저하증후군(locomotive syndrome) 등도 주목받게 되었다(p.180 참조).

수명 100세 시대를 맞이한 지금, 몇 살이 되었든 본인 스스로 걷고 건강수명을 늘려 즐거운 인생을 보내기 위해서라도 일찍부터 건강을 위해 노력하는 것이 중요하다.

6장

기타 질환

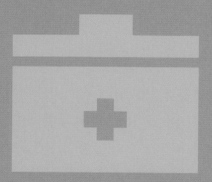

골다공증

POINT
- 뼈의 형성과 흡수 과정의 균형이 깨지면서 발생한다.
- 경미한 외부 힘으로도 골절이 생겨서 누워 있거나 요양 보호가 필요한 원인이 된다.
- 에스트로겐 분비가 감소하는 폐경 후 여성에게 자주 발생한다.

뼈는 칼슘의 저장고

뼈는 우리 몸의 뇌나 내장과 같은 중요 장기들을 외부로부터 보호하거나 신체를 지탱해 주는 역할을 하고 있다. 또한 뼈는 체내 칼슘의 99%를 비축하고 있다.

골다공증은 골량과 골밀도가 떨어져 뼈가 약해지고 쉽게 골절되는 상태를 말한다. 인간의 뼈가 오래되면 파괴되는 뼈 흡수와 그 상태에서 새롭게 뼈가 만들어지는 뼈 형성을 반복한다. 이 작용을 리모델링(신진대사)라고 하며 이 리모델링 작용을 통해 뼈 흡수와 뼈 형성의 밸런스를 유지하고 건강한 뼈도 유지되는 것이다. 10대 청소년과 같은 성장기에는 뼈 형성 기능이 활발하지만, 점차 나이가 들고 골다공증으로 리모델링 밸런스가 깨지면 뼈 흡수 기능이 활발해지게 된다.

폐경 후 여성에게 발병할 위험이 높다

골다공증의 주요 원인은 노화이다. 특히, 여성이 폐경을 맞이한 후에는 여성 호르몬인 에스트로겐이 감소하면서 발병 리스크가 높아진다. 에스트로겐은 골형성을 촉진하고 뼈 흡수를 저하시키기 때문이다. 골다공증에 걸리면 뼈가 우둘투둘하기 때문에 넘어졌을 때 손을 집거나 엉덩방아를 찧는 것만으로도 골절된다. 또한 골다공증이 심해지면 기침이나 재채기 같은 경미하게 힘을 주는 행동만으로 골절되기도 한다. 또한 골다공증에 걸린 노인이 골절되면 병상에 계속 누워 있게 되는 원인이 되기도 하고 간호가 필요하기 때문에 주의해야 한다.

시험에 나오는 어구

뼈 흡수
오래된 뼈가 파괴되는 일을 말한다. 뼈파괴세포로 인해 파괴된다.

뼈 형성
새로운 뼈가 만들어지는 일을 말하며 골아세포로 인해 생성된다.

리모델링(신진대사)
뼈흡수와 뼈형성을 반복해서 뼈가 재구축되는 일을 말한다.

키워드

골밀도
뼈를 구성하는 칼슘과 인과 같은 미네랄의 함유율

에스트로겐
여성호르몬의 일종으로 뼈에서 칼슘이 녹는 일을 억제한다.

뼈 리모델링

뼈는 오래된 뼈를 파괴하는 뼈 흡수와 새로운 뼈를 만드는 뼈 형성을 반복하며 리모델링을 실시하고 있다. 정상적인 뼈에서는 뼈 흡수와 뼈 형성이 같은 비율로 실행되지만, 골다공증일 경우 뼈 형성보다 뼈 흡수 기능이 더 강하다.

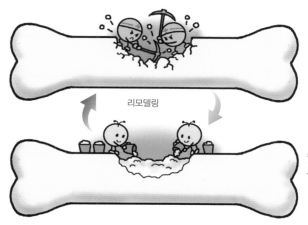

리모델링

오래된 뼈가 파골세포로 인해 파괴된다.

칼슘의 기능으로 인해 새로운 뼈가 만들어진다.

골다공증으로 골절되기 쉬운 부위

골다공증으로 특히 골절되기 쉬운 부위는 다음과 같다.

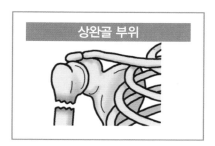

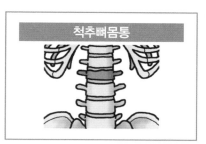

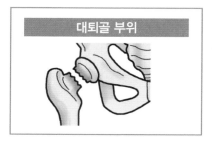

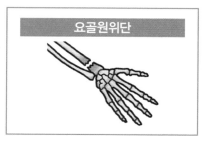

구루병/골연화증

POINT
- 뼈에서 석회화장애를 일으키며 발병한다.
- 비타민 D 결핍으로 인해 발병하는 경우와 인 결핍으로 인해 발병하는 경우로 나뉜다.
- 비타민 D 의존성 구루병과 비타민 D 저항성 구루병은 난치성 질환으로 지정되었다.

발생 시기에 따라 구루병과 골연화증으로 나뉜다

구루병은 뼈의 석회화장애로 인해 발생하는 질환으로, 비타민 D가 결핍되어 발생하는 경우와 인이 결핍되어 발생하는 경우로 나뉜다. 소아들에게 발생하는 것을 구루병, 성인들부터 발생하는 것을 골연화증이라고 한다.

뼈는 뼈 흡수와 뼈 형성으로 인해 항상 리모델링(p.164 참조)이 이루어지고 있다. 새로운 뼈가 만들어질 때는 칼슘과 인으로 석회화되며 건강한 뼈가 만들어진다. 이때 비타민 D가 결핍된다면 칼슘을 흡수하지 못하고 인이 부족하다면 칼슘과 결합이 어려워진다.

O다리, X다리로 변형된다

보통 소아기 때 뼈 끝에 있는 성장연골판이 뼈를 대신할 수 있는데, 구루병일 경우에는 성장연골판이 가로로 퍼져 있거나 뼈가 늘어나지 않게 되기도 한다. 이때는 뼈가 부드럽고 구부러지기 쉽기 때문에 하반신에 O다리나 X다리가 보이거나 두개골의 대천문의 폐쇄가 늦어지는 증상이 나타난다. 이 밖에도 갈비뼈 아래쪽에 있는 횡격막이 변형되어 안쪽으로 당겨지는 해리슨 고랑(harrison groove)도 보인다.

이 밖에 발병 원인은 비타민 D와 칼슘, 인이 부족하기 때문이라고 알려져 있다. 비타민 D의 대사장애로 인해 일어나는 비타민 D 의존성 구루병(골연화증)과 섬유아세포증식인자 23(FGF23)의 과잉 생산으로 인해 일어나는 비타민 D 저항성 구루병(골연화증)은 난치성 질환(p.122 참조)으로 지정되어 있다.

 시험에 나오는 어구

석회화
칼슘과 같은 물질이 침착하는 일

 키워드

인
칼슘 다음으로 많은 미네랄 성분으로 뼈와 이를 구성하는 성분이기도 하다.

칼슘
체내에서 가장 많이 존재하는 미네랄 성분으로, 체내에서 대부분 인산 칼슘으로 뼈와 이를 형성한다.

비타민D
지용성 비타민 중 하나로, 장부터 칼슘의 흡수를 돕는다.

섬유아세포증식인자23
(FGF23)
뼈세포 로 구성된 호르몬의 일종으로, 혈중 인을 저하시키는 기능이 있다.

 메모

대천문
유아의 정수리 약간 앞쪽에 있는 뼈와 뼈 사이를 말하고, 성장과 함께 좁아져서 1세 반~2세쯤 되면 완전히 닫힌다.

뼈의 석회화

뼈는 오래되면 부서지고 다시 새로운 뼈를 만들어 낸다. 뼈가 만들어질 때 칼슘과 인으로 석회화되면서 건강한 뼈가 만들어진다.

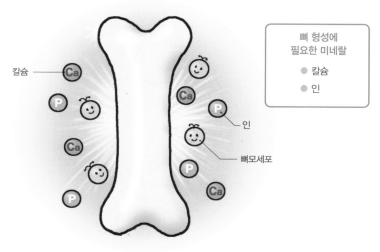

칼슘

인

뼈모세포

뼈 형성에
필요한 미네랄
● 칼슘
● 인

구루병의 증상

구루병에 걸리면 O다리, X다리 외에 척추 변형이 나타난다. 대천문의 폐쇄가 늦어지거나 횡격막이 변형되는 해리슨 고랑이 나타난다.

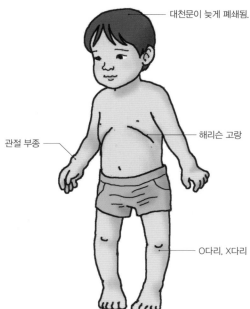

대천문이 늦게 폐쇄됨.

해리슨 고랑

관절 부종

O다리, X다리

167

혈액 속 칼슘 농도가 과잉된 상태

POINT
- 칼슘 밀도는 부갑상선 호르몬에 의해 조절된다.
- 부갑상선으로 생긴 양성종양이나 과형성, 암으로 인해 발생한다.
- 2차성 골다공증을 일으킬 수도 있다.

척추관이 허리에서 협착되면서 발생한다

부갑상선기능항진증(hyperparathyroidism)은 부갑상선 호르몬(PTH)이 과도하게 분비되는 질환을 말한다.

부갑상선은 갑상샘의 뒤쪽에 위치한 쌀알 크기의 아주 작은 장기로, 상하좌우 각각 하나씩 총 4개가 있으며 칼슘대사에 관여하는 부갑상선 호르몬을 분비하고 있다.

건강할 때 혈액 중 칼슘이 감소하면 부갑상선 호르몬이 증가하여 뼈 속에 비축된 칼슘을 꺼내 장에서 칼슘을 흡수할 수 있도록 촉진하여 혈액 속 칼슘 농도를 상승시킨다. 부갑상선기능항진증은 혈액 속 칼슘에 이상이 없는지도 모른 채 부갑상선 호르몬이 분비되기 때문에 필요 이상으로 칼슘 농도가 높아진다.

골다공증을 일으키는 경우도 있다

부갑상선기능항진증의 원인은 부갑상선에 생긴 양성종양이나 과형성으로, 드물게는 이들로 인해 암에 걸리기도 한다. 대량으로 칼슘이 배출되면서 신장결석이 생기거나 신장 기능이 저하되기도 한다.

또한 뼈에서 칼슘이 빠져나가 리모델링 밸런스가 깨지면서 골다공증(p.164 참조)이 생기기 쉽다.

 시험에 나오는 어구

부갑상선호르몬(PTH)
부갑상선에서 분비되는 호르몬으로 체내 칼슘의 밸런스를 조절하는 역할을 한다. parathyroid hormone의 약자이다. .

과형성
외적인 요인으로 세포가 정상형태인 채로 과도하게 증식하는 것을 말한다.

키워드

신장결석
신장에 생긴 결석을 말하며 결석을 구성하는 성분은 구연산칼슘, 인산칼슘, 인산마그네슘, 요산, 시스틴 등이 있다.

메모

부갑상선기능항진증으로 인한 골다공증
부갑상선기능항진증이 골다공증을 일으킬 수 있다. 원발성 골다공증의 치료는 비타민D와 칼슘제를 투여하지만 부갑상선기능항진증으로 의한 2차성 골다공증이라는 사실을 관과하고 비타민D와 칼슘제를 투여하면 혈액 속의 칼슘 농도가 더욱 높아져 버리기 때문에 주의해야 한다.

부갑상선의 역할

부갑상선은 갑상샘 뒤쪽에 위치하며 상하좌우 각각 1개씩 전부 4개가 있으며 칼슘대사와 관련된 부갑상선호르몬을 분비하고 있다.

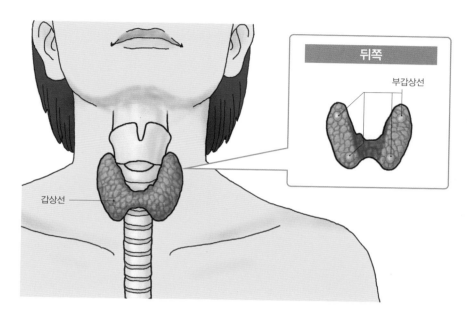

부갑상선기능항진증의 분류

부갑상선기능항진증은 원발성과 2차성으로 나뉜다. 원발성은 부갑상선 자체에 원인이 있는 데 반해, 2차성은 만성신장부전과 같이 다른 곳이 원인이 되어 발생한다.

분류	원인	증상
원발성	● **양성종양** ● **과형성 등**	● 부갑상선 과형성으로 인해 부갑상선호르몬이 과도하게 분비되어 혈중 칼슘 농도가 상승한다.
2차성	● **만성신부전 등**	● 부갑상선 이외의 질환으로 인해 혈중 칼슘 농도가 떨어지고 부갑상선호르몬이 증가한다.

자가면역질환 ① 류마티스 관절염(RA)

- 면역 이상으로 인한 전신성 염증성 질환이다.
- 특징적인 증상은 기상 시에 손의 경직이 나타난다.
- 발생되는 데는 유전이나 환경과 같은 요인이 관여하고 있다고 한다.

관절액을 만드는 활막에 염증이 생긴다

류마티스 관절염(rheumatoid arthritis, RA)은 면역 이상으로 인해 관절에 염증이 생기는 전신성 염증성 질환을 말한다. 자기 신체를 지켜야 할 면역이 정상 조직인 관절 등을 공격하는 자가면역질환의 일종으로, 활막이라고 부르는 관절액을 만드는 조직에 염증이 생기는 증상이다. 활막에 염증이 생기면 사이토카인이라 불리는 TNFα나 IL-1, IL-6과 같은 염증을 악화시키는 물질이 생산되어 관절연골과 관절을 파괴시킨다. 관절 기능이 약해지고 중증으로 이어지면 관절이 관절이 굳거나 뼈가 변형을 일으키기도 한다.

기상 시에 경직되는 손이 특징적인 증상이다

류마티스 관절염에 걸리면 관절에 부종과 통증이 나타난다. 특히 기상 시에 손이 경직된다는 점이 특징적인 증상 중 하나이다. 관절염은 손가락이나 발가락 같은 작은 관절에 좌우 대칭이 나타나는데, 증상이 진행되면서 팔꿈치나 무릎, 어깨 등의 관절에서도 증상이 나타난다. 손가락이 변형되면 척측편위(ulnar drift)나 백조목 변형(p.112 참조), 단추구멍 변형(boutonniere deformity)이 나타나고 발이 변형되면 무지외반증(p.128 참조)이 나타난다. 그리고 통증이 있는 관절을 움직이지 않으면서 관절 가동 범위도 좁아진다.

류마티스 관절염은 전신 질환이기 때문에 미열이나 빈혈, 전신의 피로감과 같은 증상이 나타나는 경우도 있다. 원인은 명확하지 않지만, 유전적 요인이나 흡연과 같은 환경적인 면이 관여하고 있다고 볼 수 있다.

시험에 나오는 어구

염증성 질환
염증으로 인해 발생하는 질환을 말한다.

관절연골
뼈의 관절면을 둘러싸고 있는 조직을 말하며 약 70%가 수분으로 이루어져 있으며 히알루론산과 골라겐이 포함되어 있다.

키워드

사이토카인
세포를 증식하는 분화 등을 관여하는 활성 물질로, TNF(종양괴사인자), 인터류킨, 인터페론 등으로 분류한다.

척측편위
손가락에 붙어 있는 부분이나 새끼손가락 쪽이 굽는 변형을 말한다.

백조목 변형
백조의 목처럼 변형되는 손가락을 말한다.

단추구멍 변형
손가락 끝에서 두 번째 관절이 손바닥 쪽으로 구부러지고, 손가락 끝의 관절은 손바닥과 반대쪽으로 과도하게 구부러진 상태를 말한다.

류마티스 관절염의 증상

류마티스 관절염의 증상은 다음과 같이 진행된다.

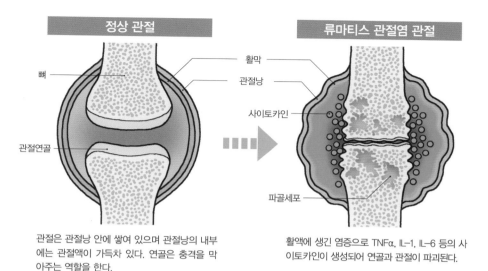

| 정상 관절 | 류마티스 관절염 관절 |

뼈
활막
관절낭
사이토카인
관절연골
파골세포

관절은 관절낭 안에 쌓여 있으며 관절낭의 내부에는 관절액이 가득차 있다. 연골은 충격을 막아주는 역할을 한다.

활액에 생긴 염증으로 TNFα, IL-1, IL-6 등의 사이토카인이 생성되어 연골과 관절이 파괴된다.

류마티스 관절염의 대표적인 증상

류마티스 관절염의 대표적인 증상은 다음과 같다.

부위	증상
관절	● 기상 시의 관절 경직 ● 관절 부종 ● 관절 통증 ● 관절 변형
관절 이외	● 미열 ● 전신의 권태감 ● 식욕 저하 ● 임파선 부종 ● 안구 건조, 충혈 ● 입마름 ● 진혈

자가면역질환 ②
류마티스성 다발성 근육통(PMR)

POINT
- 주요 증상이 근육통과 같은 염증성 질환이다.
- 근력 저하와 근수축은 보이지 않는다.
- 일본인의 약 20%가 거대 세포성 동맥염을 합병증으로 앓고 있다.

근위근 통증이나 전신에 증상을 동반한 자가면역성 질환

류마티스성 다발성 근육통(polymyalgia rheumatica, PMR)은 근육통과 같은 증상이 나타나는 만성 염증성 질환이다. 명칭에 '류마티스'라는 단어가 있지만, 류마티스 관절염(p.170 참조)과는 별개의 질환이다.

근위근에 있는 어깨나 허리 주변의 근육의 통증, 경직 외에 발열 권태감, 체중 감소와 같은 전신 증상이 나타나는 자가면역질환이다. 근육통은 나타나지만, 근력 저하나 근수축 같은 증상은 나타나지 않는 것이 특징이다.

증상은 갑작스럽게 발병되기도 하고 어깨가 올라가지 않는 다거나 허리통증으로 인해 의자에서 서지 못하고 잘 때 뒤척이는 행동도 하지 못한다. 류마티스 관절염과의 차별이 중요하지만, 류마티스 관절염과 비교해서 류마티스성 다발성 근육통은 큰 관절 주변에 통증이 나타나거나 가동 범위가 제한되는 경우가 많다고 한다.

50세 이상의 중·장년층에게 많이 발생한다

50세 이상의 중·장년층에게 많이 나타나며 나이를 먹음과 동시에 발병률도 높아진다. 또한 제일 많이 발견되는 연령은 70~80세라고 한다.

여성에게 많이 발병되고 인종별로 보았을 때는 백인이 많은데, 특히 북유럽 쪽의 발병률이 높다는 보고가 있다. 그리고 서양인과 비교했을 때 일본인의 발병률은 낮은 듯하다. 일본인 환자의 약 20%는 옆머리 쪽 주변에 두통과 시력 저하, 턱의 통증이나 여러 번 씹는 행위가 어려워지는 턱파행을 동반한 거대 세포성 동맥염(관자동맥염)이 나타난다고 한다.

키워드

근위근
어깨나 허리 등 몸 중심에 가까운 근육을 말한다. 손발 끝 등의 근육은 원위근이라고 한다.

턱파행
치질의 통증이나 대화 등으로 인한 피로 때문에 치질이나 대화의 중단과 재개를 반복하는 것으로, 거세포성 동맥염(관자동맥염)에 고유한 증상이다.

거대 세포성 동맥염
머리와 목에 있는 동맥이 만성적인 염증을 일으키는 자가면역질환으로, 관자동맥에 염증을 일으키기 때문에 이전에는 관자동맥염이라 불렸다.

류마티스성 다발성 근육통의 감별질환

감별 질환에는 여러 가지 종류가 있다. 그중에서도 대표적인 질환이 류마티스 관절염으로 비슷한 증상도 있기 때문에 감별진단이 중요하다.

질환명	특징
류마티스성 다발성 근육통 (PMR)	● 목, 어깨, 허리, 대퇴 등 근위근에 통증이 나타난다. 중·장년층에 많이 보이고 발열과 권태감 등의 증상이 나타난다.
류마티스 관절염(RA) (p.170 참조)	● 관절 내 골막에 염증이 생겨 통증과 부종이 생긴다. 더 진행되면 관절변형과 기능장애가 생긴다.
강직성 척추염(AS) (p.156 참조)	● 등에서 허리, 무릎관절 등에 통증과 경직 증상이 생긴다. 병이 진행되면 척추와 관절의 기능이 나빠진다.
퇴행성 관절염 (p.82, p.101 참조)	● 뼈와 뼈 사이에 있는 연골이 닳아 없어지며 통증이 나타난다. 물이 차거나 관절이 변형되는 경우도 있다.
오십견(p.94 참조)	● 건판에서 염증을 일으켜 어깨관절이 자연스럽게 움직이지 못한다. 50대를 중심으로 중·장년층에 발생하는 경우가 많다.
건초염(p.104 참조)	● 손의 힘줄이나 주변 조직에 염증이 생겨 손가락이나 수근관절에 통증이 생긴다.
대퇴골두무혈성괴사 (p.122 참조)	● 대퇴골두의 일부가 혈류를 충분히 얻지 못하고 괴사한 상태를 말한다. 증상이 진행되어 뼈머리가 함몰되면서 통증이 발생한다.

COLUMN 자가면역질환은 왜 생기는가?

　사람의 몸은 체내에 들어온 이물질을 적으로 간주하면 이물질을 공격하여 배제시키는 기능을 갖추고 있다. 이러한 기능이 우리가 말하는 '면역'이라는 것이다. 하지만 이 면역 기능이 이상을 초래하여 원래는 아군인 우리의 세포를 공격해 버리는 상태를 자가면역질환이라고 한다. 이 자가면역질환에는 많은 종류가 있으며 몸 전체 장기에 증상이 나타나는 경우와 특정 장기에만 증상이 나타나는 경우로 나뉜다. 원인불명의 질환으로, 특효약이라고 할 치료제는 아직 없다.

결절종

POINT
- 관절낭 또는 건막에서 발생하는 양성종양이다.
- 관절낭 또는 건막 변성이 요인으로 보인다.
- 자주 발생하는 부위는 손관절과 손가락 부근, 손등이다.

변성된 관절낭이나 건막에서 발생하는 양성 종양

결절종(ganglion)은 관절낭 또는 건막에서 발생하는 양성 종양을 말한다. 종양 속에는 젤리 형태의 물질이 가득 차 있는데, 이 물질은 부드러운 것부터 딱딱한 것까지 다양한 종류가 있다. 크기도 쌀알만큼 작은 종양부터 탁구공 만한 종양까지 다양하다.

결절종의 발생 원인은 명확하지 않지만, 관절낭과 건막이 변성하여 발생하는 것으로 추정된다. 활막에서 분비된 활액이 관절과 건막 등으로 흘러나와 관절을 둘러싼 관절낭의 변성으로 인해 돌출된 곳으로 흘러가면서 발병한다. 자주 발병하는 연령은 20~40대의 젊은 여성으로, 반드시 손을 자주 쓰는 사람에게 발병되는 것은 아니다.

신역을 압박하면 통증과 저림이 나타날 수도 있다

결절종은 손관절과 손가락 부근, 손등 등에 자주 발생하는데, 이 밖에도 무릎관절이나 발목 근처, 온몸에 발병한다. 종양 자체가 아픈 것은 아니지만, 발병 부위와 크기에 따라 종양 부근을 지나는 신경을 압박하거나 자극함으로 인해 통증, 저림을 느끼는 경우가 있다. 또한 손을 많이 사용하면 종양이 커지는 경우도 있다.

결절종이라고 진단받은 경우, 통증이나 위화감과 같은 증상이 보이지 않는다면 경과를 관찰하는 정도로도 문제가 없다. 다만, 종양의 크기가 커지고 외관이 신경 쓰인다면 통증이 없다고 해도 치료를 하는 경우가 있다.

 메모

종양
일반적으로 종기나 혹을 가리키며 종양성과 염증성으로 나뉜다.

결절종이 자주 발생하는 부위

결절종은 손관절과 손가락 부근, 손등에 자주 나타난다. 크기도 쌀알, 탁구공 등으로 다양하다.

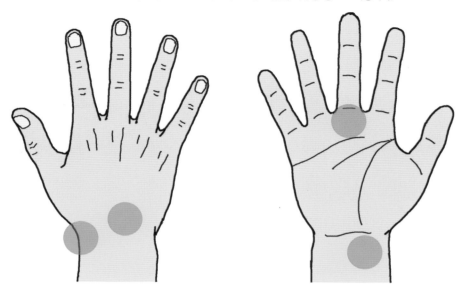

결절종 증상

결절종은 관절낭이나 건막이 변성되면서 발병한다.

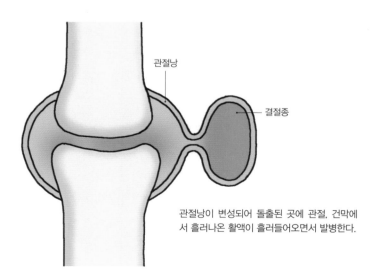

관절낭

결절종

관절낭이 변성되어 돌출된 곳에 관절, 건막에
서 흘러나온 활액이 흘러들어오면서 발병한다.

골연부종양 ① 골육종

POINT
- 골연부에 발생하는 악성종양을 가리킨다.
- 다른 골연부종양으로는 연골육종과 유잉육종이 있다.
- 무릎관절 주변에 자주 발병한다.

골연부육종 중에서 가장 많은 질환이다

골연부에 생기는 종양을 골연부종양이라고 하고 그중 악성종양을 (악성)골연부육종이라고 한다. 그리고 골연부육종에는 골육종, 연골육종, 유잉육종(p.178 참조) 등이 있다.

뼈의 악성종양은 뼈 자체에서 생기는 원발성악성골종양과 다른 장기에 생긴 암이 전이된 전이성악성골종양으로 나뉘는데, 육종이라고 부르는 종류는 주로 원발성 종양을 지칭하는 경우가 많다. 원발성악성골종양이 생기는 원인은 명확하진 않지만, 일부 종양에 대해서 유전적 요인이 관여하고 있다고 보고 있다. 한편, 전이성악성골종양은 원발암(primary cancer)이 전이되면서 발병한다.

10대 남자아이에게 많이 발병한다

원발성 악성골종양 중에서 가장 많은 비중을 차지하는 것이 골육종이다. 주로 10대 남자아이에게 많이 발생하고 무릎관절 주변 부위인 대퇴골 원위부(대퇴골 아래쪽)나 경골 위쪽에 많이 발생한다. 이 밖에 어깨 근처인 상완골에도 많이 발생한다.

주요 증상은 통증과 부종이며 초기에는 운동을 할 때 통증이 나타나는 정도이지만, 진행될수록 차츰 통증이 심해지고 안정을 취할 때도 통증을 느끼게 된다. 또한 피부에 열감이나 종양이 나타나는 경우도 있다.

일본에서 연간 골육종 추정 발병 인구는 70명 정도로 매우 적어 희귀암으로 알려져 있다. 하지만 현재는 치료법이 확립되어 있어 5년 생존율이 과거 10~20%에 비해 현재 70% 정도로 개선되었다.

시험에 나오는 어구

골연부
신체 중 피부도 장기도 아닌 부분을 가리킨다.

육종
연부조직인 뼈와 근육, 지방조직에 생긴 악성종양을 가리킨다.

키워드

대퇴골 원위부
대퇴골(허벅지) 무릎주변 부분을 말한다.

골육종이 자주 발생하는 부위

골육종은 10대 남자아이에게 자주 발병하며 무릎관절 주변에 가장 많이 생긴다. 이 밖에 대퇴골원위부와 경골, 상완골에도 발병한다.

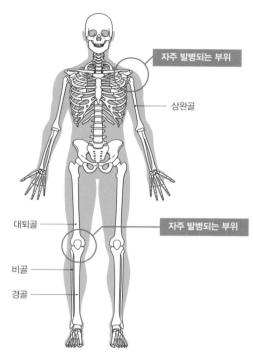

자주 발병되는 부위

상완골

대퇴골

자주 발병되는 부위

비골

경골

악성골종양의 특징

악성골종양은 원발성 악성골종양과 전이성 악성골종양으로 분류할 수 있다. 대부분은 전이성이 많고 원발성은 희귀암으로 알려져 있다.

분류	질환명	발생 부위
원발성	**골육종**	● 대퇴골, 경골, 상완골 등
	연골육종	● 대퇴골, 골반, 상완골 등
	유잉육종(p.178 참조)	● 대퇴골, 골반, 척추 등
전이성	**전이성 종양**	● 폐암, 유방암 등이 뼈로 전이되기 쉽다. ● 뼈가 종양으로 바뀌기 때문에 약해진다.

골연부종양 ② 유잉육종

POINT
- 특정 유전자의 이상으로 인해 발병한다.
- 10대 젊은층에게 많이 발생한다.
- 골유잉육종과 골외유익육종이 있다.

약 절반 정도는 사춘기에 발병한다

골연부종양(p.176 참조)의 일종인 유잉육종은 뼈에 발생하는 악성종양이지만, 드물게는 뼈 이외에 연부 조직에 발생하는 경우도 있다. 일본에서는 연간 추정 발병 환자 수가 50명 정도로, 소아 골종양(bone tumor) 중에서 골육종(p.176 참조) 다음으로 많은 질환이다.

유잉육종은 병리학적으로 일반 골종양과 다른 골원발 소원형세포로, 이 사실은 1921년 병리학자인 제임스 유잉(Sir James Alfred Ewing)에 의해 보고되었다. 최근에는 같은 유형의 질환인 골외유잉육종과 원시신경외배엽종양(PNET), 가슴벽 아스킨종양 등과 함께 유잉육종패밀리 종양이라 불리고 있다.

대퇴골, 상완골 등 양팔과 다리에 자주 발생한다

유잉육종의 병기는 일반적으로 분류하는 악성종양과 달리, 전이가 되지 않는 국한성과 원격부로 전이되는 전이성으로 나뉜다. 전이성 중 가장 많이 전이되는 곳은 폐나 뼈, 골수 등이 있고 예후가 좋지 않은 요인은 15세 이상인 경우, 발병 부위가 체간이나 골반인 경우, 전이된 경우를 들 수 있다.

주요 증상으로는 종양 부분의 주변에 부종이나 통증이 나타난다는 점이고 주로 10대에게 발병되기 때문에 성장통과 혼돈하는 경우가 있으니 주의해야 한다. 골유잉육종의 발병 부위는 양팔과 양다리 외에도 골반이나 갈비뼈에도 발병되고 골외유잉육종은 체간이나 양팔과 다리의 원위부에 자주 발생한다.

 시험에 나오는 어구

소원형세포
세포질이 적은 미분화된 세포로 이루어진 종양을 말한다.

 키워드

병기
암의 진행도를 나타내는 기준을 말한다.

성장통
성장기 아이들에게 발생하는 다리 통증을 말한다.

체간
머리부분부터 양팔과 다리를 뺀 몸통을 말한다.

메모

예후불량인자
질병을 치료하는 경과나 예후를 나쁘게 보는 인자를 말한다.

뼈에 발생하는 육종의 비율

뼈에 발생하는 육종 중에서 가장 많은 육종은 골육종이다. 유잉육종은 골육종의 약 10%를 차지하고 있다.

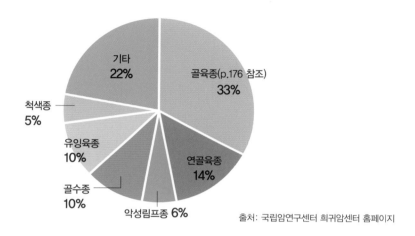

출처: 국립암연구센터 희귀암센터 홈페이지

유잉육종의 병기

유잉육종의 병기는 일반적으로 다음과 같이 나뉜다.

국한성	● 종양이 원발 부위 또는 림프절을 넘어 퍼지지 않는다.
전이성	● 다른 부위로 전이된다. ● 폐, 뼈, 골수 등으로 전이되는 경우가 많다.

COLUMN 소아암의 특징

소아암은 15세 이하의 아이들에게 발생하는 악성종양을 가리킨다. 여러 가지 타입의 암이 있으며 그중 약 1/3은 백혈병이다. 이 밖에 고형종양의 과반수가 뇌종양이다. 일본에서는 연간 2000~2500명이 소아암을 앓고 있다. 화학적 요법이나 방사선 치료에 대한 감수성이 높고 비교적 치료하기도 하기 쉬워 전체적으로 완치율이 70% 정도라고 한다. 다만, 2차암과 같이 뒤늦게 합병증이 발생하는 경우도 많으므로 장기적으로 추적해야 한다.

근감소증, 운동저하증후군, 허약

POINT

● 근감소증은 신체 기능이 저하된 상태를 말한다.
● 건강한 상태와 간호가 필요한 상태의 중간을 '허약(Frailty)'이라고 한다.
● 운동저하증후군은 신체 허약의 원인이 된다.

운동저하증후군과 근감소증은 간호가 필요할 위험성이 높아진다

무릎관절은 노화와 함께 근육량이 감소하고 근력이나 신체 기능이 저하된 상태를 근감소증이라고 한다. 근감소증은 식사나 운동과 같은 생활습관이 그 배경이라고 보고 있다.

근육은 40세 즈음부터 점차 감소한다. 근육량도 감소하고 운동량도 줄어드는 악순환이 발생하면 일상생활에도 지장이 생기게 된다.

뼈나 관절 등 운동 기능에 장애가 발생하여 걷거나 서 있는 등의 이동 기능이 저하된 상태를 운동저하증후군(locomotive syndrome)이라고 한다. 집에서 발을 헛디디거나 계단을 오를 때 난간이 필요하면 운동저하증후군일 가능성을 생각할 수 있다. 운동저하증후군을 발병시키는 요인으로는 비만, 과체중, 골다공증(p.164 참조) 등을 생각할 수 있으며 중증으로 진행되면 미래에 간호를 받아야 할 위험성이 높아진다.

허약에는 3가지 측면이 있다

노화로 인해 심신이 늙고 쇠약해진 상태를 허약(Frailty)이라고 하는데, 이는 건강한 상태와 돌봄이 필요한 상태의 중간을 가리킨다.

허약에는 신체적, 정신적, 사회적 측면으로 나누어 볼 수 있는데, 이들 3가지 측면이 서로에게 영향을 미치기 때문에 다방면으로 개입할 필요가 있다. 사르코페니아나 운동저하증후군도 이 허약 상태에 포함되어 있으며 사르코페니아는 운동허약증후근의 원인이 되고 운동허약증후군은 신체적 허약의 원인이 된다.

 시험에 나오는 어구

사르코페니아
근육량이 감소함으로써 근력이나 신체 기능이 저하된 상태를 말한다. 걸음걸이가 느려지고 악력이 약해지는 등의 증상이 나타난다.

운동저하증후군(locomotive syndrome)
뼈나 관절, 근육이나 신경 등의 운동기가 장애를 입어 이동 기능이 저하된 상태를 말한다. 일본에서는 운동기 증후군이라고 한다.

허약
노화로 인해 심신이 늙고 쇠약해진 상태를 말한다. 허약은 영어로 허약이나 노쇠 등을 뜻하는 단어인 'Frailty'를 어원으로 하며 건강한 상태와 간병이 필요한 상태 사이를 가리킨다. 대개 허약상태를 거쳐 장기요양이 필요한 상태로 넘어가는데 허약이라는 말에는 조기에 개입해야 건강상태를 회복할 수 있다는 의미도 담겨 있다.

 메모

근육량
근육량이 줄면 에너지 소비가 감소하기 때문에 지방이 축적되기 쉬워진다.

근감소증, 운동저하증후군, 허약의 관계

근감소증은 운동허약증후근의 원인이 되고 운동허약증후군은 신체적 허약의 원인이 되며 때로는 허약 안에 포함되기도 한다.

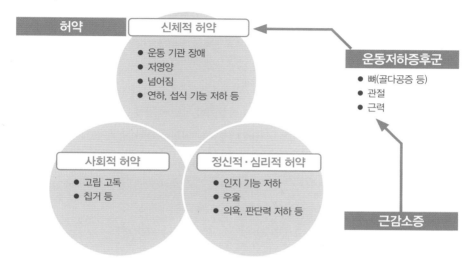

허약의 악순환

식사량이 감소하여 영양 상태가 나빠지면 근육량과 운동량이 감소한다. 피로나 기초 대사량이 감소하여 활동량이나 소비 에너지량도 감소하는 것처럼 악순환이 반복된다.

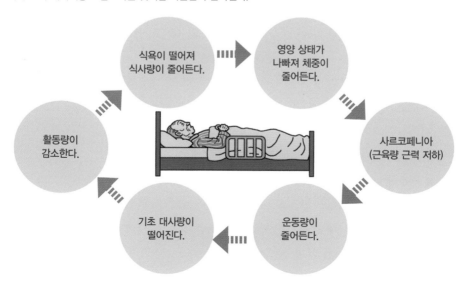

연골무형성증

POINT

- 작은 키가 특징인 골 계통 질환의 대표적인 질병 중 하나이다.
- 뼈나 연골의 성장 이상으로 골격 발육에 장애가 생긴다.
- 섬유아세포증식인자 수용체가 원인인 상염색체 우성유전이다.

사지단축을 동반한 작은 키가 나타난다

뼈나 연골, 인대 등 골격을 형성하는 조직의 성장이나 발달에 장애가 생기면서 몸 전체에 골격 형성, 구조에 이상이 나타나는 질환을 통틀어 골계통 질환이라고 한다. 국제 분류에서는 2019년 현재 461개 질환이 기재되어 있으며, 대부분 국가에서 난치성 질환(p.122 참조)으로 지정되어 있다. 연골무형성증은 양팔과 다리의 단축과 함께 작은 키가 두드러지는 질환이다. 골계통 질환 중 대표적인 질환으로, 발병 빈도는 2만 명 중 1명 정도로 추정하고 있다.

머리둘레 확대와 안장코, 삼지창손과 같은 증상이 나타난다

연골무형성증은 작은 키가 특징이지만, 머리둘레 확대와 콧등이 푹 꺼진 안장코와 같이 얼굴 생김새가 이상해지거나 중지와 약지 사이가 벌어지는 삼지창손과 같은 증상도 나타난다. 출생 당시에는 키가 그리 작지 않지만, 성인이 되었을 때 평균 신장이 남성 약 130cm, 여성 약 125cm 정도로 키가 작아진다. 또 중·장년층이 되면 척추관 협착이 일어나고 하반신 마비나 간헐적 파행(p.141, 'COLUMN' 참조)도 나타나며 퇴행성 관절염이 발병하는 등 보행장애를 동반하는 경우가 있다. 합병증으로는 척수 압박과 무수면, 중이염 등이 있다.

원인 유전자는 제4염색체인 섬유아세포증식인자수용체3형(FGFR3)이다. 유전 양식은 상염색체 우성유전으로 부모 중 한 명이 연골무형성증일 경우, 50% 확률로 연골무형성증 자녀가 태어난다.

시험에 나오는 어구

골계통질환
골격을 형성하는 뼈나 연골. 인대와 같은 조직이 성장, 발달, 분화하는 과정에서 장애를 일으키면서 골격이 형성되거나 유지하는데 이상이 생기는 질환들을 총칭한다.

삼지창손
손가락이 짧고 쫙 폈을 때 중지와 약지 사이가 떨어져 있는 상태를 말한다.

키워드

섬유아세포증식인자 수용체
섬유아세포 증식인자의 단백질과 결합하는 수용체를 말하며 질환에 관여하는 경우도 있다.

상염색체 우성유전질환
부모에게 물려받은 상염색체 유전자 중에서 어느 한쪽이 정상이라 할지라도 다른 한쪽에 이상이 있을 경우 발병하는 유전성 질환이다.

연골무형성증의 특징

연골무형성증의 특징은 다음과 같다.

신체 부위	특징
머리	● 머리둘레 확대 ● 이마가 앞으로 나와 있다. ● 안장코(콧등이 꺼져서 평평한 상태) ● 아래턱이 앞으로 나와 있다.
양팔과 다리	● 특히, 근위부의 손과 발이 짧다. ● O다리 ● 삼지창손(중지와 약지 사이에 틈이 벌어져 있다)
기타	● 낮은 키 ● 척추관 협착 가능성

연골무형성증의 진행 형태

연골무형성증은 섬유아세포증식인자 수용체 3에서 유전자 이상이 생겨 장골(long bone)이 성장하는 데 장애를 유발한다. 그래서 정상적인 경우와 비교했을 때 굵고 짧아진다.

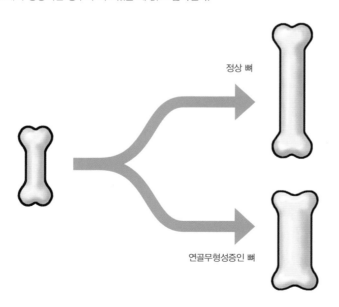

정상 뼈

연골무형성증인 뼈

다지증/합지증

POINT

- 골계통질환은 크게 골연골 이형성증과 뼈 발생 이상으로 나뉜다.
- 손바닥이 생기는 과정에서 필요 이상으로 갈라지거나 분리가 불충분할 때 생긴다.
- 선천적 기형 중에서 가장 많은 질환이다.

뼈 발생 이상은 임신 초기에 생기는 선천적 기형이다

척추와 골격을 형성하는 뼈와 연골과 같은 조직이 성장, 발달하는 데 장애가 생겨 골격 형성에 이상을 초래하는 질환을 총칭하는 단어를 골계통 질환이라고 한다. 골계통질환은 몸 전체 골격에 이상이 생기는 골연골 이형성증과 특정 부위에만 이상이 생기는 뼈 발생 이상으로 분류할 수 있다. 뼈 발생 이상은 뼈와 연골이 만들어 지기 전의 형성 이상으로 임신 초기에 발생하는 선천적인 기형이다.

선천적 기형 중에서 가장 많은 질환

정상적인 손, 발가락보다 개수가 더 많은 상태를 다지증(발가락인 경우에는 多趾症)이라고 한다. 손가락은 태아일 때, 손바닥이 생길 때 균열이 생기면서 형성되는데, 균열이 더 많이 생기면서 손가락의 수도 늘어난다. 다지증은 선천적인 손발 기형 중 가장 많고 발병 빈도는 1000~2000명당 1명 정도로, 여자아이보다는 남자아이에게 더 많이 나타나는 경향이 있다. 그리고 손가락이 완전한 모양을 하고 있는 중수골형이나 부분적으로 갈라져 있는 원위지골형, 엄지손가락 바깥쪽에 사마귀처럼 돌출된 부유형 등의 유형이 있다. 손에서는 엄지손가락에 일어나는 모지다지증이 많고 발에서는 새끼 손가락에서 많이 볼 수 있다.

이와 반대로 이웃한 손가락이 유합하고 있는 상태를 합지증이라고 하며, 태어날 때 손바닥 분리가 잘 이루어지지 않았을 경우에 발생한다. 피부성합지나 골성 합지로 나뉘며 발생 빈도는 다지증 다음으로 많다. 손에서는 중지와 약지, 발가락에서는 검지와 중지 사이에 많이 일어난다.

시험에 나오는 어구

뼈 발생 이상
임신 초기에 뼈가 형성되기 전 상태에서 일어나는 형성 이상을 말한다.

수장원기
태아의 신체가 만들어질 때 손바닥 뼈대가 되는 조직을 말한다.

피부성합지
지증 유형으로 피부와 연부 조직만 유합된 것을 말한다.

골성합지
합지증 타입으로 뼈도 유합되어 있는 것을 말한다.

키워드

선천적 기형
출생 전 단계에서 발생하는 신체적인 이상을 말한다.

골계통질환의 분류

골계통질환은 몸 전체의 골격에 이상이 생기는 골연골이형성증과 특정 부위에만 이상이 생기는 뼈 발생 이상으로 분류할 수 잇다.

질환명	원인	발생부위	특징
골연골 이형성증	유전자 이상	전신	● 뼈나 연골과 관련된 유전자에 이상이 생기면서 발생한다.
뼈 발생 이상	유전자 이상	특정부위	● 발생과 분화 성장과 관련된 유전자 이상으로 발병한다.

다지증과 합지증의 종류

다지증과 합지증은 각각 다음과 같은 형태로 분류할 수 있다.

다지증

부유형	원위지골형	중수골형

엄지손가락 바깥쪽에 사마귀가 난 것처럼 돌출된 가락이 생긴다.

손가락 끝만 부분적으로 갈라진다.

완전한 손가락의 형태를 띠고 있다.

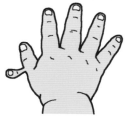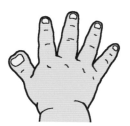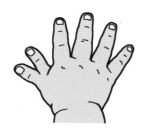

합지증

피부성 합지증

피부와 연골 조직만 유합되어 있고 유합 정도에 따라 부분형과 완전형으로 나뉜다.

골성합지증

피부와 연골 조직뿐 아니라 뼈까지 유합되어 있다.

부분형	완전형

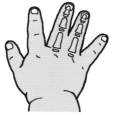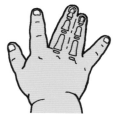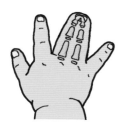

찾아보기

그림으로 이해하는 인체 이야기
운동기·정형외과의 기본

2024. 9. 4. 초 판 1쇄 인쇄
2024. 9. 11. 초 판 1쇄 발행

감 수 | 이시이 켄
감 역 | 박종범
옮긴이 | 권수경
펴낸이 | 이종춘
펴낸곳 | BM ㈜도서출판 **성안당**
주소 | 04032 서울시 마포구 양화로 127 첨단빌딩 3층(출판기획 R&D 센터)
　　 | 10881 경기도 파주시 문발로 112 파주 출판 문화도시(제작 및 물류)
전화 | 02) 3142-0036
　　 | 031) 950-6300
팩스 | 031) 955-0510
등록 | 1973. 2. 1. 제406-2005-000046호
출판사 홈페이지 | www.cyber.co.kr
ISBN | 978-89-315-5114-3 (04510)
　　　 978-89-315-8977-1 (세트)
정가 | 16,500원

이 책을 만든 사람들
책임 | 최옥현
진행·교열 | 김해영
교정·교열 | 안종군
본문 디자인 | 상:想 company
표지 디자인 | 박원석
홍보 | 김계향, 임진성, 김주승, 최정민
국제부 | 이선민, 조혜란
마케팅 | 구본철, 차정욱, 오영일, 나진호, 강호묵
마케팅 지원 | 장상범
제작 | 김유석

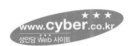
www.cyber.co.kr
성안당 Web 사이트

이 책의 어느 부분도 저작권자나 BM ㈜도서출판 **성안당** 발행인의 승인 문서 없이 일부 또는 전부를 사진 복사나 디스크 복사 및 기타 정보 재생 시스템을 비롯하여 현재 알려지거나 향후 발명될 어떤 전기적, 기계적 또는 다른 수단을 통해 복사하거나 재생하거나 이용할 수 없음.

UNDO·KARADA ZUKAI UNDOKI SEIKEIGEKA NO KIHON by Ken Ishii
Copyright ⓒ 2022 Ken Ishii
All rights reserved.
Original Japanese edition published by Mynavi Publishing Corporation
This Korean edition is published by arrangement with Mynavi Publishing Corporation, Tokyo
in care of Tuttle-Mori Agency, Inc., Tokyo, through Imprima Korea Agency, Seoul.

Korean translation copyright ⓒ 2024 by Sung An Dang, Inc.

편집: 유한회사 view 기획(사토 유미·가토 아카리), 다지마 코지·이시즈카 요키(마이나비 출판)
커버디자인: 이세 타로(ISEC DESIGN INC.)
본문디자인: 나카오 쯔요시(주식회사 buzzcut-direction)
집필협력: 미나가와 유키
일러스트: 우치야마 히로타카, 스기야마 마리

이 책의 한국어판 출판권은 Tuttle-Mori Agency, Inc., Tokyo와
Imprima Korea Agency를 통해 Mynavi Publishing Corporation와의
독점 계약으로 BM ㈜도서출판 **성안당**에 있습니다. 저작권법에 의해
한국 내에서 보호를 받는 저작물이므로 무단전재와 무단복제를 금합니다.